SI VIVES HASTA LOS 100 AÑOS, MÁS TE VALE SER FELIZ

RHEE KUN HOO

SI VIVES HASTA LOS 100 AÑOS, MÁS TE VALE SER FELIZ

Lecciones para una vida larga y alegre

Traducción del coreano al inglés de Suphil Lee Park
Traducción del inglés al castellano de Víctor Ruiz Aldana

Autoconocimiento

DIANA

Obra editada en colaboración con Editorial Planeta – España

Título original: 어차피 살 거라면, 백 살까지 유쾌하게 나이드는 법

Publicado por primera vez en 2024 como *If I'm Going to Live to One Hundred, I Might As well Be Happy por Rider*, un sello de Ebury Publishing. Ebury Publishing forma parte del grupo de empresas Penguin Random House.

Maquetación: Realización Planeta

Bajo el sello editorial DIANA M.R.
Avenida Presidente Masarik núm. 111,
Piso 2, Polanco V Sección, Miguel Hidalgo
C.P. 11560, Ciudad de México
www.planetadelibros.com.mx

Primera edición impresa en España: marzo de 2025
ISBN: 978-84-1119-230-9

Primera edición impresa en México: junio de 2025
ISBN: 978-607-39-2837-3

Impreso en los talleres de Corporación en Servicios
Integrales de Asesoría Profesional, S.A. de C.V.,
Calle E # 6, Parque Industrial
Puebla 2000, C.P. 72225, Puebla, Pue.
Impreso y hecho en México / *Printed in Mexico*

ÍNDICE

Cuarta parte. Las ventajas de la vejez

Quinta parte. Cómo empezar hoy mismo a ser feliz para siempre

PRÓLOGO

Este año cumplí ochenta y siete años. Ahora cualquiera que me vea sabe que soy mayor. Camino con pasos lentos y laboriosos, como si me sobrara el tiempo. Voy encorvado y tengo el cabello inequívocamente blanco.

Hace ocho años me resbalé bajando por la escalera y me di un golpe en la cabeza. Al caer, pensé que había llegado mi final. Por suerte me recuperé tras un mes en el hospital. Sin embargo, desde entonces he sentido la muerte rondándome, cada vez más cerca.

Montaigne escribió que estar familiarizado con la muerte te libera, pero a mí la idea de la muerte me sigue pareciendo desconocida y aterradora.* Lo que ahora sí entiendo es que la muerte es una parte inevitable de mi vida, y vivo lo mejor que puedo, tratando de encontrar aunque solo sea una pizca de paz en este sino inexorable. Todas las mañanas cierro los ojos y me imagino qué haré ese día y a quién veré. Y mientras ocupo la mente con todas esas actividades a lo largo del día, los pensamientos sobre la muerte se acallan y me dejan tranquilo por el momento. Cómo agradezco esos momentos de paz.

Desde el accidente he ido perdiendo poco a poco la visión, incluso en el ojo bueno que me queda. En mi vejez, siempre he confiado en la

* Michel de Montaigne, *Que estudiar filosofía es aprender a morir* (1580).

computadora para seguir conectado con el mundo: escucho conferencias online, participo en actividades virtuales de la comunidad y charlo con amistades. Pero ahora ni siquiera puedo utilizar la computadora por mi cuenta.

Con la montaña de manuscritos pendientes que tenía, tuve que recurrir a mis nietos. Les pedí que me ayudaran a escribir lo que les dictaba, y aceptaron de buena gana, como si fuera un trabajo de medio tiempo. El tiempo que he pasado con mis nietos me ha ayudado a procesar la tristeza que me produce mi ceguera parcial. Porque la pérdida de salud puede que sea angustiosa, pero cuando decides introducir un «a pesar de» en estas circunstancias, cuando te esfuerzas de verdad, descubres que sigue habiendo uno o dos lados positivos. Como dice un antiguo refrán coreano: «Si no tienes dientes, aprendes a usar las encías» (이가 없으면 잇몸으로 산다).

De joven creía que los sueños podían hacerse realidad a base de esfuerzo y voluntad. Sin embargo, tras casi un siglo, ahora sé que nuestro mundo es irracional y absurdo. Hay muy pocas cosas que puedan lograrse solo con esfuerzo, y nada sobrevive al paso del tiempo. Por eso podría decirse que la vida es algo triste, un proceso en el que conocer todas nuestras debilidades.

Pero aquí también hay un lado bueno. Esta angustia que acompaña a la vida también puede sanar gracias a sus pequeños placeres. Shin Young Bok, el escritor y activista coreano por antonomasia, dijo una vez: «Incluso cuando te hundes en una tristeza devastadora que te conmina a enterrarte ahí mismo, el hondo misterio de la vida sigue siendo que a menudo esa pena puede suavizarse con los placeres más minúsculos imaginables. Un abismo de tristeza no necesita la misma cantidad de alegría para que podamos soportarlo y superarlo».*

* Shin Young Bok, <감옥으로부터의 사색>, *Reflexiones entre rejas* (돌베개, 1998).

No es que me atreva a compararme con este gran escritor coreano, que pasó veinte años de su juventud en prisión, pero en esencia opino lo mismo. Las alegrías inesperadas de un día cualquiera exprimido al máximo me ayudan a extinguir las sensaciones de pérdida y desesperanza que me arrollan al pensar en los años que he dejado atrás. Lo que vengo a decir es que uno tiene que decidir vivir feliz. La vida no se desmoronará siempre que tengas a mano esos pequeños momentos de alegría y risas. Esos momentos siempre están más cerca de lo que crees.

Desde que publiqué en 2013 mi primera obra de no ficción en Corea del Sur, he tenido muchas oportunidades de estar en contacto con mis lectores. A muchos les intrigaba mi éxito, la historia de cómo me convertí en un escritor *bestseller* siendo un jubilado de setenta años, y les interesaba conocer un poco más el *ethos* de mi obra: divertirme y envejecer bien. Así que una de las preguntas que me formulan con mayor frecuencia es esta: «¿Cómo consigues divertirte tanto?». Y mi respuesta es siempre la misma: «¿Cuándo dije que me he divertido? Lo que digo es que quiero divertirme».

A ti que estás leyendo estas líneas: mi vida no ha sido precisamente un camino de rosas. De joven me deslomaba trabajando día y noche solo para llegar a fin de mes, y me vi obligado a afrontar una serie de crisis cuando acabé en prisión, y luego en el ejército, con cuatro hijos que cuidar. Como psiquiatra, he pasado la mayor parte de mi vida adulta intentando mejorar las condiciones del incipiente sistema de salud mental de Corea del Sur, plantando cara a retos tanto pequeños como grandes. En definitiva, he tenido una vida común, con días repetitivos y giros inesperados de vez en cuando. Ahora, en la vejez, lucho contra siete enfermedades distintas, así que ¿cómo voy a divertirme?

Con todo, siempre he tratado de encontrar algo de diversión en todas las situaciones y convertirlas en un juego. Quizá no haya tenido una vida divertida en un sentido tradicional, pero me he empecinado en buscar la felicidad.

Algunos lectores me han preguntado cómo he podido dedicarme durante tanto tiempo no a uno, sino a un sinfín de cometidos (voluntariados, estudios, senderismo, escritura, etc.) sin agotarme. La cuestión es que esa nunca fue mi idea. Si lo hubiera sido, yo no habría durado tanto. Mi intención siempre fue divertirme, durante todo el tiempo que me placiera, y eso, irónicamente, fue la clave para no desgastarme. Cuando no logramos un gran placer, nos llevamos una gran decepción. Sin embargo, es fácil encontrar alegrías en lo cotidiano, y una acumulación de pequeñas alegrías puede dar lugar con el tiempo a una gran felicidad.

Durante más de cincuenta años como psiquiatra, tratando la salud mental de mis pacientes y formando a estudiantes de medicina en la universidad, siempre he explorado esta cuestión: ¿Qué es lo que nos causa tantísimo sufrimiento emocional y psicológico? En mi experiencia hay dos motivos principales: uno son los remordimientos por el pasado, y otro, la ansiedad por el futuro. Ambos son inevitables, claro, pero eso no significa que no debamos controlarlos. No podemos cambiar el pasado, sea cual sea el remordimiento, y el futuro es inevitable, por mucha ansiedad que te produzca. Y lo que es peor: ambos devorarán las alegrías que encuentres ahora, en tu vida presente.

Si la ansiedad y los remordimientos te tienen dando vueltas en la cama por la noche, considéralo una señal de que debes aceptar tu vida tal y como es. Ya te aflija o te satisfaga, es tu vida, y de nadie más. ¿Qué pretendes hacer con los errores que ya cometiste? Al fin y al cabo, ¿no intentaste hacerlo lo mejor posible? Ya va siendo hora de que te des unas bien merecidas palmaditas en la espalda y te digas que lo hiciste bien, que no pasa nada. Por mucho que te hayas preparado, o eso creas, no puedes huir del inevitable proceso del envejecimiento y de la pérdida que te espera. Sí, es importante prepararse para lo que está por venir, pero si no aprendes a relajar una mente alterada, te perderás las alegrías que puedes encontrar en el presente.

El desconocimiento nos asusta, y el conocimiento nos vuelve valientes, y lo mismo puede aplicarse a la vida en un sentido amplio. Cuanto más comprendas la vida, más preparado estarás para lo que te depare. Si estás pasando ahora mismo por una fase de aprendizaje, espero que mi libro te ayude. Y, viéndolo en retrospectiva, también es posible que te des cuenta, como yo, de que has vivido tu vida siguiendo unas ciertas reglas propias, que hay ciertos patrones en cómo has vivido.

Esta es, por supuesto, mi historia personal, y no estoy aquí para generalizar. Mi deseo es que este libro sea un punto de partida para que tú descubras los principios que guían tu vida. Porque esas reglas que acumulas a lo largo de la vida, y que son únicas de cada individuo, son las mejores herramientas de que disponemos para capear los obstáculos de la vida; unas herramientas que has estado forjando desde el principio sin saberlo.

PRIMERA PARTE

La dura realidad de hacerse mayor

CAPÍTULO 1

A nadie le gusta hacerse mayor

Dividimos la vida más o menos en cinco etapas: infancia, adolescencia, juventud, mediana edad y vejez. Cada transición a la etapa siguiente nos produce ansiedad y sufrimiento debido a una inevitable incertidumbre. Por eso hemos creado lo que llamamos ritos de paso para cada etapa. Para anunciar el cambio en nuestras funciones y aceptar la ansiedad que experimentamos durante el proceso. En el pasado, los decimoctavos cumpleaños, las bodas y los funerales eran los principales ritos de paso, pero hoy también han pasado a ser importantes ritos de paso la entrada en la universidad o el primer empleo significativo.

Sin embargo, dediquemos un momento a reflexionar si tenemos algún tipo de ritual de paso a la vejez, porque a mí no se me ocurre ninguno. En su día, en Corea se consideraba que el sexagésimo cumpleaños era un día especial y se organizaba una gran celebración, pero ahora pasamos directamente al septuagésimo cumpleaños, que tiende a ser un acontecimiento bastante humilde y discreto, y eso si lo celebramos. Todos estos cambios han hecho que sea difícil decidir qué consideramos ahora «viejo» o «mayor». El concepto de vejez ha evolucionado con el tiempo, y a mí me genera una cierta disonancia cognitiva.

Conocí a un profesor sénior al que siempre había admirado y con el que establecí una relación bastante estrecha. Cuando se jubiló, frecuentaba el hospital universitario donde yo trabajaba para hacerse chequeos regulares. Un día oí que había alboroto en el mostrador de admisiones del hospital. En un primer momento no le di importancia, porque supuse que habría un problemita con algún paciente insatisfecho, pero salí corriendo de mi consultorio cuando empezaron los gritos. Ante mi sorpresa, encontré a mi profesor sénior jubilado gritándole a un recepcionista. Lo invité a mi consultorio y le pregunté qué había pasado. Por lo visto, creía que un miembro del equipo, que no lo había reconocido, no le había mostrado el respeto suficiente.

—Soy profesor emérito de esta institución...

Huelga decir que cuando dejas de impartir clases y te retiras de la universidad, cada vez habrá menos gente que te reconozca. Cada ciertos años, las facultades se convierten en un lugar totalmente distinto, llenas de nuevos estudiantes; ¿quién va a acordarse de un profesor emérito, por mucho prestigio o estima que se le tuviera? Por no mencionar que él ni siquiera formaba parte de la facultad médica, sino de un departamento diferente. ¿Cómo podía culpar al equipo?

A aquel profesor debía de estar costándole aceptar que su función y su lugar en el mundo habían cambiado. No me esperaba aquel comportamiento por parte de un académico respetado al que tanto admiraba como ser humano. ¿No era aquello una prueba irrefutable de las dificultades que se nos presentan al entrar en la vejez, visto el impacto que tuvo incluso en una persona tan magnífica? Aquel mismo día, y con mi jubilación a la vuelta de la esquina, decidí vivir como un anciano llamado Rhee Kun Hoo, desprovisto de sus títulos de profesor y doctor. Fue una especie de entrenamiento para la vejez.

Elegí el metro para practicar. Para empezar, porque allí todos serían completos desconocidos, y no me importaría lo que opinaran de mí. Y como en la cultura coreana existe la costumbre de ceder el asiento a los mayores, podría saber con precisión qué edad me calculaban los demás. En el vagón del metro, evitaba los asientos reservados para la gente mayor y me quedaba adrede cerca de los asientos normales. No era hora pico, de modo que había poca gente que no hubiera podido sentarse. Eché un vistazo alrededor y vi que, probablemente, era la persona más anciana del vagón. Tenía a un joven sentado justo delante, y me preguntaba si se levantaría y me ofrecería su asiento, como es costumbre. Pero estuvo varias paradas sin inmutarse, e incluso cerró los ojos, como para esquivarme la mirada, lo cual me tomé como un reto: «Bueno, ¡veremos cuánto aguantas!».

Te seré sincero, querido lector: nunca se me había pasado por la cabeza acercarme a los asientos reservados para la gente mayor y discapacitada del metro de Corea. Siempre me había parecido que estaban pensados para gente que los necesitara de verdad, y no me sentía con derecho a usarlos solo por mi avanzada edad, ya que no tenía ninguna discapacidad ni ningún problema físico significativo, y sabe Dios que pensaba lo mismo de la gente que me ofrecía sus asientos, a mí o a la gente mayor en general. Pero cuando decidí comprobar cómo se trataba a los ciudadanos mayores en el mundo, debo confesar que el comportamiento de aquel joven empezó a sacarme de mis casillas. Me quedé plantado delante de él, atravesándolo con la mirada, hasta llegar a mi destino.

Fue un primer experimento chocante, pero no podía formarme una opinión a partir de una única experiencia, así que me subí a otro vagón. Esta vez, un estudiante de secundaria se puso de pie de un salto.

—Abuelo, siéntese aquí, por favor.

Y esta vez, me llevé otra sorpresa. ¿Cómo que «abuelo»? Acabé tan molesto como con el joven que no me había ofrecido su lugar.

—Bajo en la siguiente parada, no te preocupes —le respondí incómodo al estudiante.

Y entonces bajé apresuradamente en la parada siguiente, que ni siquiera era mi destino, y me dije: «¡Qué hipócrita! Quieres que te traten como a un anciano, pero no soportas que te llamen "abuelo"».

Antes de ese día, siempre me había considerado una persona despreocupada a la que no podían importarle menos la edad, las jerarquías o la autoridad. ¿No había sido siempre el padre no autoritario, el estudiante sénior amistoso, el médico modesto? Y, a pesar de todo, allí estaba, enojándome con unos desconocidos porque creía que no me estaban tratando tal como mi edad merecía. Noté cómo se me encendieron las mejillas de vergüenza al caer en la cuenta de una verdad tan evidente. No era distinto al adolescente que reclama todos sus derechos pero rehúye sus responsabilidades; quería que me respetaran por mi avanzada edad, pero no quería que me trataran como a un viejo. ¡Vaya doble rasero! Desde ese día, he trabajado para cambiar de mentalidad. Para empezar, *abuelo* era en todos los sentidos una palabra válida con la que dirigirse a mí, ya que tenía la jubilación a la vuelta de la esquina. En Corea del Sur existe la costumbre de dirigirse con ese término respetuoso y cordial a los hombres que superan una determinada edad. La gente en Corea del Sur suele tratarse (sobre todo en relaciones formales) por sus títulos profesionales o por grupos de edad. Para los más jóvenes yo sería, naturalmente, «abuelo», si no «doctor». Sin embargo, me resistía en cierto modo, aunque tanto si me mostraba reacio como si no, la verdad era que así tampoco iba a detener mi proceso de envejecimiento, ni a despertarme una mañana milagrosamente rejuvenecido. Ya solo era cuestión de aceptarlo, y no aceptar mi edad solo supondría una pérdida para mí, y para nadie más. Porque, al fin y al cabo, si no aprendo a aceptarme como anciano, siempre me ofenderá que otras personas me llamen «abuelo».

Pasando por esos derroteros conseguí ser consciente de mi edad avanzada y asumirla. Ahora, por suerte, con mucha práctica a cuestas, sonrío cuando la gente joven me ofrece su asiento en el metro, y me acuerdo de agradecérselo. Y no me molesto si no me lo ofrecen. Simplemente entiendo que están cansados. Esta es la preciada paz que he logrado tras el ritual de paso crucial del envejecimiento: aceptar mi edad.

Muchas personas de mi círculo social parecen haber experimentado esta especie de sarampión psicológico, para bien o para mal. Recuerda, querido lector, que es perfectamente normal disgustarse ante estas contradicciones: no querer sentirte mayor y, al mismo tiempo, esperar que te traten con el respeto que merece tu edad. Si un día te encuentras debatiéndote entre esos sentimientos contradictorios, no te fustigues. En vez de eso, considéralo un ritual de paso, tras el cual te espera una vida en paz. Te lo prometo.

A Michael Kinsley, un columnista político estadounidense, le diagnosticaron párkinson cuando tenía cuarenta y dos años, y sufrió un envejecimiento mucho más veloz que la mayoría de la gente. Durante ese periodo de cambios drásticos, volcó todo lo que sentía en un libro: *Old Age: A Beginner's Guide* [La vejez: guía para principiantes]. En dicha obra, Kinsley cuenta que iba a darse un chapuzón todas las mañanas antes de ir al trabajo, y que una mañana se topó con un anciano. El hombre se rio y le confesó:

—¡Tengo noventa años!

—Vaya, ¡pues no los aparentas! —le respondió Kinsley.

Con el ego por las nubes y el pecho lleno de orgullo, el hombre exclamó:

—¡Antes era juez!

Kinsley escribe que, después de eso, la expresión facial del juez pareció delatar que se había dado cuenta de lo absurda e irrelevante que había sido aquella declaración, de que dijo algo sin sentido. Había dejado a aquel desconocido de la alberca pensando precisamente aquello que pretendía disipar: a ese viejo se le van las cabras.

Creo que todos y cada uno de nosotros ha vivido algún momento embarazoso como ese. Y yo no soy la excepción, sin duda. De joven me provocaban rechazo las largas historias que nos contaban mis profesores mayores, y que siempre empezaban con «en mi época...». Pero mírame hoy: ¡Al final, no soy tan distinto! Siempre he intentado mantenerme bajo control en compañía de profesores o colegas jóvenes. Pero imagínate un encuentro de jubilados; ¡vaya espectáculo! Nuestra charla siempre acaba centrándose en nuestras glorias pasadas. ¿Y por qué? Pues porque queremos disimular un poco nuestro presente, menos interesante. Existe un dicho que fue popular entre los refugiados coreanos de Corea del Norte durante la guerra de Corea: «¡En el norte llevaba siempre un becerro de oro encima, fuera a donde fuera!». Aquel pavoneo no era más que una forma de lamerse las heridas en una época de medios escasos.

La popular canción coreana *El mundo es un mundo maravilloso*, de Shin Shin Ae, reflexionaba sobre la justicia de la vida con una letra que hablaba de que los vencedores siempre vencían en la vida y los perdedores siempre perdían. Pero la verdad es que los vencedores la tienen fácil y los perdedores no. A los supuestos «perdedores» les suele costar aceptar, naturalmente, su propia inferioridad. Alfred Adler, psicólogo pionero, reconocía la inferioridad como una motivación para mejorar un presente insatisfactorio. Así que no siempre es malo afrontar alguna pérdida. Pero en el peor de los casos puede llegar a convertirse en un complejo de inferioridad, lo cual puede llevar a una sensación de desesperación por nuestra propia indefensión, falta de motivación o autoengaño como forma de ocultar nuestros rasgos inferiores y tratar de sentirnos superiores a los demás.

Como era de esperar, el capitalismo se aprovecha de los sentimientos de inferioridad y de las inseguridades. Cuando aún era profesor, un día se presentó en mi despacho un promotor que quería venderme unas enciclopedias. Me insistió en que se las comprara, arguyendo que un académico, y encima un académico respetable, necesitaba aquella colección de enciclopedias británicas. Pero yo no estaba convencido de que pudiera terminar la colección entera y, en cualquier caso, siempre podía ir a consultarla a la biblioteca. Me negué y le dije que no tenía dinero. Aquel promotor, en vez de tirar la toalla, me dijo que podía presentarme un fantástico programa de préstamos, y luego se sacó el as de la manga.

—¡Profesor, profesor! Debería darle vergüenza no disponer de estas enciclopedias.

En efecto, aquel hombre estaba apelando a mi sensación de inferioridad.

—No dude de que estoy profundamente avergonzado.

El promotor se rindió y levantó las manos. Incluso me explicó por qué había recurrido a una táctica tan agresiva al final. Tenía un manual sobre cómo manipular a la gente para que comprara enciclopedias cuando no las tenía todas consigo, y la última táctica del manual consistía en atacar el orgullo del posible comprador. Pero ¿y si hubiera llevado suficiente dinero aquel día? Creo que quizá hubiera mordido el anzuelo y luego me habría arrepentido de la compra. En efecto, la inferioridad es una emoción muy poderosa.

En la vejez, ten cuidado con las sensaciones de inferioridad. A medida que te haces mayor, muchas cosas no salen como querrías. Para empezar, lejos queda la salud de hierro que tenías de joven. Con menos aguante, te vuelves más vulnerable a la depresión. Tus medios económicos y tu influencia social también merman, y esto es especialmente certero en una sociedad como la surcoreana, que tanto se preocupa por las etiquetas. Tu *alma mater*, tu formación académica, tus títulos oficiales y corporativos... Todas estas etiquetas sirven para diferenciar a las personas, para establecer una jerarquía. Por eso es comprensible que a los jubilados que han experimentado mayores glorias pasadas les cueste aún más aceptar sus nuevas realidades, sin esas etiquetas que los ayuden a definirse. Y de ahí quizá que algunos hasta se hagan tarjetas de visita nuevas con todos sus títulos pasados. En resumen, quieren anunciar que su humilde presente no representa su pasado glorioso.

Y no es que yo no entienda a qué viene eso, porque lo entiendo. Es difícil aceptar la vida tal como nos viene dada, con todos los cambios que trae el paso del tiempo. Sí, todos sabemos que no nos queda de otra, pero sigue siendo algo que a nuestros corazones les cuesta asumir. Sin embargo, negarnos a aceptar nuestra nueva realidad no nos hace ningún bien, y esos sentimientos de inferioridad pueden llegar a provocar reacciones desmesuradas. Tal vez exijas un tratamiento especial allí adonde vayas, solo por tus títulos pasados, o termines dándoles charlas a las generaciones jóvenes sin que te lo hayan pedido, o maldiciendo el mundo por puro rencor, como un viejo gruñón. Hay personas que se gastan un dineral en cirugía plástica para parecerse a como eran de jóvenes, o se obsesionan con tomar demasiados suplementos y utilizar equipamientos gimnásticos de primer nivel, ante la mirada atónita de quienes los rodean.

La cuestión es que el envejecimiento es algo de lo que nadie puede escapar. Todos acabaremos dejando atrás nuestros mejores años. Igual que toda forma de vida debe llegar a su fin, los humanos también recorremos el sendero del declive después de nuestros puntos álgidos a escala biológica y social. Y cuando ese ocurre, vanagloriarse del pasado no cambiará tu presente. Incluso si te torturas con sentimientos de inferioridad, no puedes esperar que todo el mundo lo reciba con buenos ojos. Esa es la dura pero natural realidad de la vida. ¡Y qué absurda e inútil es esa lucha contra tu yo pasado!

Si alguien me preguntara cuál es la habilidad que todos deberíamos tener en la vida, respondería, sin pensármelo dos veces, *jung-gyeon* (정견 / 正見), la capacidad de ver las cosas como son, de verte como eres. En la vejez necesitamos esa especie de autoconocimiento astuto. Mirar al declive físico, social y económico directamente a los ojos. Si sientes ira, acéptala y reconoce tu enojo. La vejez no es un castigo. Tu pasado fue glorioso y tu presente es bueno tal como es. Querido lector, libérate de esa sensación autodestructiva de inferioridad.

CAPÍTULO 2

Asúmelo: no vas a ganar salud

Una vez fui a visitar al hospital a un profesor sénior que yo había tenido. Este había terminado sus estudios en el extranjero y había entrado a trabajar de tiempo completo como profesor con veintitantos años, un gran logro en su momento. Pero, al jubilarse, empezó a tener indicios de demencia y acabó forzado a pasar sus días en casa, bajo el cuidado de otra persona en todo momento. Cuando lo visité y le pregunté si me reconocía, se limitó a sonreír. Ni siquiera sabía deletrear su nombre en coreano. ¿Qué le había pasado a aquel brillante catedrático, que solía dar sus clases en un inglés casi nativo? Se me partió el corazón. Y, para colmo de males, su mujer me confesó que la demencia había afectado también al temperamento de su esposo y que a veces reaccionaba con violencia, algo muy duro de afrontar.

Ahora ya, como anciano, lo que más temo es la muerte y la falta de control que provocan las enfermedades. Pero ¿qué consigo con ese miedo? No hay ninguna forma segura de protegerme de todas las enfermedades posibles, y menos con este cuerpo que tengo, que está envejeciendo. ¿Qué más puedo hacer aparte de estar atento y cuidar mi salud?

Con la edad, la salud cae en picada, y es natural. Aunque de vez en cuando tengas momentos de buena salud, son pasajeros, y por lo general vivirás un declive gradual y seguro. En medicina se emplea el término *irreversibilidad*; igual que no puedes volver atrás en el tiempo, tus funciones vitales sufren daños que tampoco pueden revertirse de ninguna manera. El cuerpo humano en sí se caracteriza por esa naturaleza irreversible. Está destinado a un declive inevitable y a la pérdida final de todas sus funciones. Y nadie ha podido escapar jamás de ese sino.

Dicho esto, temer los problemas de salud o negarlos por completo solo te generará más sufrimiento. En la vejez, los problemas de salud aumentarán en vez de reducirse. Y, oye, cuando eso ocurra, no te castigues demasiado por no haberte cuidado a la perfección, porque es la evolución natural de la vida. Y como tus achaques no van a desaparecer, por mucho que me duela decírtelo, lo mejor es que aprendas a lidiar con ellos.

Yo tengo siete enfermedades distintas. La diabetes y la presión arterial alta son afecciones crónicas que vienen con la edad, pero también tengo una hernia discal, gota, cálculos biliares y enfermedad de las arterias coronarias (EAC); además, estoy ciego del ojo izquierdo. No tengo forma de recuperar la visión, pero gracias a una serie de cirugías eficaces y de chequeos, puedo vivir cómodamente incluso con la hernia discal y la EAC. Por raro que parezca, de las siete afecciones, las que me tienen siempre alerta son la diabetes y la presión arterial alta, porque son enfermedades crónicas que exigen un control diario. En un primer momento intenté mejorar esas afecciones. Restringí mi dieta, y si algún día me pasaba con la comida, me obsesionaba con dar unos paseos muy largos. Cuando me las diagnosticaron por primera vez, trabajaba en el Hospital Universitario Ewha, y me paseaba por el distrito Jongno de Seúl todos los días, sin excepción, intentando llegar a los famosos diez mil pasos. Pero no fue fácil mantener esos esfuerzos. Al final me di cuenta de que debía aceptar aquellas enfermedades como compañeras inevitables, en lugar de verlas como problemas que debía resolver. Así que cambié de mentalidad y me centré en mantenerlas bajo control en lugar de intentar deshacerme de ellas en vano.

Estos son los dos principios que han regido mi vida para mantener a raya mis enfermedades crónicas. Primero, he confiado plenamente en mi médico y he seguido sus instrucciones a rajatabla. Incluso hoy sigo tomándome los medicamentos que me ha recetado, como un reloj, pero evito documentarme en exceso o interrogar a mi médico al respecto. Solo saco el tema si noto algún síntoma nuevo que me moleste. El hecho de que yo tenga conocimientos médicos no implica que deba investigar absolutamente todo lo relativo a mis propias afecciones, algo que, y lo digo por experiencia, solo produce estrés y ansiedad. Si voy a tener que vivir con estas enfermedades, me conviene obligarme a ser obediente e ignorante por decisión propia, hasta cierto punto. A veces es esa ignorancia buscada lo que te da la fuerza y la paciencia necesarias para soportar tus enfermedades.

Segundo, no me centro en hacer lo que es bueno para mi salud, sino en no hacer lo que es malo para mi salud. Cuando hablaba de mis enfermedades, muchos de mis conocidos, dispuestos a ayudar, me recomendaban una serie de fármacos y medidas holísticas. Y probé unos cuantos, pero la verdad es que no puedo dar fe de su validez. De hecho, diría que sirvieron para poca cosa aparte de estresarme, ya que ampliaban mi lista de rutinas diarias. Por eso decidí que, en lugar de depositar mis esperanzas en todos aquellos experimentos, evitaría los vicios objetivos, como el consumo excesivo de alcohol, el tabaco y los horarios irregulares.

Y así llevo más de treinta años conviviendo cómodamente con mis numerosas enfermedades. Las mediciones diarias que me hago de la presión arterial y el azúcar ocupan ya cuarenta libretas en total. Si mi objetivo hubiera sido curarme de todas las enfermedades, hace mucho tiempo que habría izado una bandera blanca. Pero cuando decidí no combatirlas ni negar la realidad, pude lidiar con ellas mucho mejor.

Querido lector, un cuerpo viejo va a tener alguna que otra enfermedad. La realidad es que, a veces, tratar una afección puede provocar otra. (El diagnóstico de la diabetes me enervó especialmente al principio, porque fue un efecto secundario de los medicamentos para la hernia discal). Por tanto, lo mejor para tu salud mental es que no aspires al objetivo imposible de gozar de una salud perfecta. Y recuerda que sufrir alguna enfermedad no significa que tengas que ser infeliz. La vida puede seguir siendo satisfactoria si la tienes bajo control.

En unos años, es probable que tenga que lidiar con más de siete enfermedades. El futuro en la vejez es incierto, y la incertidumbre nos aterra, pero temer el futuro no nos ayuda a afrontarlo. El miedo solo engendra más miedo. Es más productivo aceptar tus enfermedades y descubrir cómo convivir con ellas; intenta verlas como a unas amistades con mal carácter. Y aún mejor si no intentas ser más inteligente que ellas. No te marques unos objetivos de salud demasiado ambiciosos; en vez de ello, aprende a lidiar con tus enfermedades siguiendo tus rutinas para cuidar tu salud con regularidad y coherencia. Solo entonces hallarás la fuerza para vivir con tu enfermedad y no permitirás que defina tu vida. Este es el mejor consejo que puedo darte tras llevar más de treinta años conviviendo con siete enfermedades distintas.

CAPÍTULO 3

La realidad de los vínculos familiares

Un día, hace años, cuando todos mis hijos vivían ya con sus propias familias, uno de mis nietos me enseñó un dibujo que había hecho en la escuela con el tema «familia». El dibujo me dejó sin palabras. ¡Mi nieto nos había dejado a mi mujer y a mí fuera del dibujo! ¡Y eso que había incluido a sus mascotas! Pensé que mi nieto debía de considerarnos menos parte de la familia que a sus mascotas, y sentí una cierta amargura.

Pero entonces lo comprendí todo. Sí, estaba algo molesto, pero mi nieto había dibujado lo que para él era la realidad. Éramos familia, pero vivíamos separados, y mi nieto debía de pensar que sus abuelos no entraban en la categoría de una familia «genuina». Me recordó lo que había ocurrido cuando mi hijo mayor estaba en la escuela y también le pidieron que dibujara a su familia. Se dibujó a sí mismo, a sus tres hermanos y a mi mujer y a mí. Pero había algo extraño en el dibujo: yo, su padre, no era más que un cuerpo sin rostro. Mi hijo estaba acostumbrado a verme dormido y enterrado bajo las sábanas los días que descansaba, solo con los pies a la vista, así que dibujó lo que siempre había visto en casa. Era un dibujo honesto.

Ahora vivo con mis nietos y sus dibujos han cambiado. Sus dibujos honestos ahora nos incluyen a mi esposa y a mí. ¡Y cómo lo agradezco! Además, también hemos ampliado la familia con nuevos compañeros animales. La historia de las adorables mascotas de la familia que acabaron convirtiéndose en verdaderas compañeras de vida coincide con el hecho de que mi esposa y yo nos convirtiéramos en una verdadera familia para nuestros nietos.

Ahora que vivimos todos en la misma finca, nuestra familia tiene dos perros y varios gatos, contando a los gatos callejeros a los que cuidamos. Antes de mudarnos juntos, ya teníamos un perro, pero en cuanto terminamos la finca, los suegros de mi hijo menor nos mandaron un perro de Chindo como gesto de celebración. Huelga decir que no todos los miembros de la familia eran amantes de los perros, pero tras una reunión familiar decidimos adoptar a aquel Chindo. Sin embargo, los que no eran demasiado fanes de los perros lo recibieron con un cierto escepticismo.

Luego llevamos al perro (al que bautizamos como *Al Dong*) a un programa de adiestramiento canino. Una semana más tarde, el entrenador nos llamó por teléfono y nos informó de que *Al Dong* no cumplía los requisitos del programa de adiestramiento. En resumen, lo habían echado. Todos estábamos abatidos y preocupados. Pensamos que aquello podía afectar a *Al Dong* más que a nosotros, pero no tardamos en descubrir que aquel incidente no le había afectado lo más mínimo. Se alegraba de reencontrarse con la familia. Incluso aquellos familiares que se oponían a adoptarlo compartieron con los demás aquellos momentos de alegría y preocupación.

Poco después de la expulsión, tuvimos un accidente con *Al Dong*. Mi yerno preparó un premio especial para *Al Dong* y se lo quiso dar él mismo. Al intentar despegarlo del fondo del cuenco, le dio varios golpes fuertes contra el suelo. Alterado por el gesto y el sonido, *Al Dong* le mordió la mano. Curiosamente, fue mi nieto, el hijo de mi yerno, el que se enojó por el accidente. No podía aceptar que *Al Dong* se hubiera atrevido a morderle la mano a su padre. Mi nieto insistía en que debíamos sacrificar a *Al Dong* por aquel error. Querido lector, ¡llorarías si supieras los esfuerzos que hicimos para calmarlo! Nosotros, la familia completa, hicimos todo lo que estaba en nuestras manos para convencerlo de lo contrario. Estábamos encima de él, suplicándole perdón en nombre de *Al Dong*. No perdonó al perro hasta que recibió varios regalos y promesas de favores.

Ahora *Al Dong* es un miembro más de la familia, sin un ápice de duda. Nos sentimos seguros solo de pensar que protege la casa cuando no estamos, y ya no nos imaginamos nuestro hogar sin que *Al Dong* nos dé la bienvenida cuando volvemos. Hemos compartido muchos momentos de risas y llantos con él, al igual que con el resto de la familia. Cuando decidimos mudarnos a la finca a principios de los años 2000, a veces se producían momentos tensos entre nosotros, las reuniones eran incómodas, y nos sentíamos como extraños.

Pero ya hemos pasado más de veinte años juntos compartiendo risas y lágrimas. Incluso cuando ha habido discusiones que han ocasionado distanciamientos, hemos acudido corriendo a hablarlo y trabajarlo con un propósito claro en el horizonte, y a menudo hemos pedido perdón en nombre de otro miembro de la familia. Y así, a través de estos momentos, nos hemos convertido en una verdadera familia. Ahora sabemos cómo tratarnos, qué es lo que nos altera, y podemos terminar las frases de los demás con una sola mirada, todo con un profundo respeto.

A pesar de que ahora mi esposa y yo ya aparecemos en los dibujos de nuestros nietos, yo sigo pagando la broma, porque no tengo del todo claro qué lugar ocupo en las filas de la familia. Al fin y al cabo, existe un chiste coreano de humor negro que dice que los abuelos deben ser los primeros en subirse al coche el día de mudanza para que no se les olviden. Bromas aparte, hay días en que *Al Dong* me recibe en casa, meneando la cola, y me pregunto si yo ocupo un lugar similar en la familia.

Querido lector, quizá hayas pensado, igual que yo antaño, que para ser familia solo hay que compartir sangre. Pero en la vejez debes ser consciente de la realidad de los vínculos familiares y aceptar que llegar a formar una familia que se apoya y se quiere de verdad exige mucho más: tiempo, ensayo y error, y muchas alegrías y dificultades compartidas. Recuerda: las familias de sangre no siempre forman familias verdaderas. El tiempo que pasamos juntos estrecha nuestros vínculos, día a día, hasta convertirnos en una familia de verdad. Son los conflictos, los malentendidos y las lágrimas lo que cimenta de verdad los vínculos familiares.

CAPÍTULO 4

Tus hijos se convierten en padres

«¡Papá, tienes que beber mucha agua!», decía el correo electrónico que envió mi hija mayor un día del verano pasado en que Corea del Sur sufría un calor asfixiante. Además de las alertas diarias por calor extremo, mi esposa y yo recibíamos advertencias constantes de nuestros hijos. Nos llamaban o mandaban mensajes todo el tiempo, recordándonos que bebiéramos agua y descansáramos. Nosotros éramos los que la estábamos pasando peor con el calor, sin duda, pero nuestros hijos se preocuparon muchísimo por nosotros. Así que procuramos mantenernos hidratados. Todas aquellas palabras inquietas de nuestros hijos me recordaron que ahora ya era, sin duda, un anciano.

Y para colmo de males, yo soy, por así decirlo, un hospital con patas, debido a mis múltiples enfermedades. Con razón se preocupan mis hijos, y sobre todo desde que me caí por las escaleras y me di un golpe en la cabeza. Cuando por fin me dieron el alta en el hospital, por suerte sin ninguna fractura grave ni lesiones cerebrales, aparte de las heridas superficiales, mis hijos me prohibieron que hiciera senderismo.

Aquello me rompió el corazón, ya que he pasado la mayor parte de mi vida caminando, y siempre he hallado la paz en las montañas. Es cierto que llevaba un tiempo negando lo débil que acababa cuando hacía senderismo, pero ahora que mis hijos habían llegado al extremo de prohibírmelo por completo, estaba destrozado y debía asumir al fin aquella dura verdad: ya no estaba capacitado para practicar una de las pasiones de mi vida. Pero en la vejez ya eres también lo bastante sabio como para escuchar a tus hijos, igual que cuando ellos eran pequeños se fijaban en ti y te escuchaban. Sí, sé que el hecho de invertir los papeles puede ser un poco humillante al principio, pero debes respetar la opinión de tus hijos y a veces incluso negociar con ellos para llegar a un acuerdo que te beneficie. Eso hice yo, porque conseguí convencer a mis hijos de que me dejaran dar paseos por los senderos bajos y bien cuidados que rodean la ciudad: el sendero Olle y el Dulle.

Cuando hace buen día me gusta ir en taxi hasta el pabellón de Buam-dong, y desde allí volver a mi casa en Gugi-dong, aunque en la actualidad es una alegría que solo puedo darme de vez en cuando. Los días de calor o frío extremos, de lluvia o de polvo asiático no son adecuados para mi humilde paseo, y siento que cada vez me cuesta más energía prepararme y salir a dar una vuelta corta. Llegará el día en que incluso un paseo será demasiado peligroso. No puedo ni imaginarme lo destrozado que me sentiré entonces, cuando ya de por sí me cuesta pronunciar incluso esta frase. Pero ¿qué le voy a hacer? Daré todos los paseos que pueda mientras me sea posible, cuando todavía pueda salir y recorrer los senderos por mi cuenta. Ese es el placer del que puedo disfrutar ahora mismo, y solo ahora.

Uno de los mayores cambios que experimentas en la vejez es, sin duda, el del cuerpo. A partir de ahí, tu salud no hará más que empeorar. Tu visión y tu audición se reducirán, y cada vez te faltará más energía y te costará más salir por tu cuenta. Tu memoria ya no es lo que era, y te olvidarás de muchas cosas, y de reuniones importantes, y tendrás que convivir con alguna que otra enfermedad.

A los ochenta años, el proceso se acelera aún más. He pasado la vida enseñando, pero poco después de mi octogésimo cumpleaños, me di cuenta de que impartir siquiera una charla decente me exigía el doble de esfuerzo, y que la concentración me fallaba. De joven, la lección entera me fluía de la mente a la boca sin problema, pero a partir de los ochenta, PowerPoint me ha salvado la vida varias veces. Era la única forma de no perder el hilo ni olvidarme por completo del contenido. Y durante la sesión de preguntas y respuestas del final de la charla, me acercaba a quien tuviera una pregunta y escuchaba atentamente con los ojos cerrados. En parte se debía a mi mala audición, sí, pero también a que necesitaba dedicar toda mi concentración a comprender a la persona con claridad y articular mi respuesta. De joven animaba al público a que me formulara todas las preguntas que quisiera, y las respondía todas a la vez, con una respuesta conclusiva y detallada a la mayor parte de las cuestiones que habían surgido durante la sesión. Sin embargo, ahora ya es demasiado reunir toda mi concentración y pensamiento lógico en el acto. Y escribir tampoco es lo mismo. Como ya hace algún tiempo que mi ojo bueno, el derecho, ha empeorado, no veo demasiado bien la pantalla de la computadora, e incluso cuando consigo descifrar algo por mí mismo, necesito hacer muchas pausas entre vistazo y vistazo. Ahora, escribir una página puede llevarme días.

Hace un tiempo me recetaron unos medicamentos en un chequeo rutinario, y mi esposa, que me había acompañado, vio la cantidad de pastillas y dijo atónita:

—¿Cómo te cabe todo eso en el estómago?

Pero ¿quién puede huir de la maldición del envejecimiento? Lo único que está en nuestras manos es escuchar a los médicos, tomarnos las medicinas que nos receten obedientemente y lidiar con nuestras afecciones. Si tu memoria ya no es lo que era, apunta fechas y citas importantes en el calendario, y si te cuesta concentrarte, ¿por qué no buscas la ayuda de aditamentos modernos y formas de adaptarte a tu cuerpo envejecido? No puedes quedarte de brazos cruzados y hundirte en la miseria solo porque no estás tan ágil ni sano como antes. Sí, es una lástima que en la vejez tengamos que afrontar estos costos físicos y psicológicos, pero es una nueva realidad que te tocará aceptar lo antes posible.

Al haberme dedicado al cuidado de la salud mental durante toda mi vida, he trabajado con numerosos pacientes que aparentaban más edad de la que tenían. El dolor, sobre todo si es duradero, tiene ese efecto. Pero no eran solo los problemas psicológicos los que agobiaban y modificaban su aspecto. Mis pacientes también solían quejarse de problemas físicos, de dolores por todo el cuerpo, de la tristeza y de todas las cosas y personas que no les gustaban. Y aunque yo los escuchaba con respeto, porque escuchar es una parte fundamental de mi trabajo, cuando mis pacientes se quejaban de sus diversas afecciones físicas, no podía evitar pensar que yo jamás me rendiría ni me quejaría por que las cosas no fueran como me gustaría y tuviera complicaciones físicas importantes.

A esta edad, por fin veo en aquella versión joven de mí mismo a un muchacho al que le costaba empatizar con sus pacientes enfermos. Ahora cargo con esa sensación de culpa en mis adentros, pero aquello también era inevitable. La verdad del envejecimiento y de tener un cuerpo debilitado solo pueden comprenderla por completo aquellas personas que lo hayan vivido. Por tanto, querido lector, no tiene demasiado sentido que te quejes del dolor físico y psicológico del envejecimiento; las generaciones jóvenes, por mucho que se esfuercen, no te entenderán del todo hasta que se hayan puesto en tu lugar en etapas posteriores de su vida.

¿Cómo podemos conservar la dignidad en la vejez, a pesar de nuestra condición física? Aceptando el fenómeno del envejecimiento en sí, pero también buscando y disfrutando lo que podamos mientras podamos. Los coreanos decimos con ironía: «¿Has sido viejo? ¡Yo una vez fui joven!». Pero no creo que este proverbio valide el derecho de las generaciones mayores a justificarse. La realidad es que, al llegar a la vejez, has sido viejo y has sido joven, de modo que tu capacidad de aceptación y el abanico de expresiones deberían ser más completos. ¿Por qué quejarnos cuando existen formas más respetables y sofisticadas de comunicar las consecuencias del envejecimiento? No deberíamos ignorar nuestra propia dignidad, ni siquiera en la vejez.

—Papá, ¿has bebido agua?

Mi hija me llama por teléfono; no parece que le convenza el recordatorio que me envió por correo electrónico. Este es uno de esos momentos, con mis hijos siempre preocupándose por mi salud, o mis colegas jóvenes diciéndome que «me cuide», en que me veo obligado a aceptar lo viejo que soy. Cuando pasa eso, tengo una vocecilla en la cabeza que, con una cierta resistencia, me dice: «¡Estoy perfectamente! ¡Tengo la cabeza como nueva!». Pero nunca lo digo en voz alta, porque todos tienen razón, y esa vocecilla no es más que la tristeza de tener que aceptar el envejecimiento de mi cuerpo y mi mente. Ha llegado el momento de aceptar esa tristeza y aprender a no resistirme a los consejos de mis hijos y conocidos. Y me digo a mí mismo: «Sí, debería escuchar a mis hijos y conocidos. ¿Por qué no me esfuerzo en ser un buen padre?».

Con todo, hay días en que estoy de mal humor, resentido. En esos casos, intento animarme con esta excusa barata: «Si no hago senderismo, no es por mi salud, ¡sino porque mis hijos se preocupan demasiado!». Sé que es algo infantil, pero esta excusa es un bálsamo para mi orgullo y corazón heridos. Y así reconfortado, puedo seguir intentando no quejarme y conservar la dignidad, a pesar de todas las desventajas que acompañan a la vejez. Sé que puede parecer insuficiente, pero te aseguro que es una forma efectiva de aceptar con gracia el envejecimiento.

CAPÍTULO 5

Ha llegado el momento de escuchar más y mejor

De joven, siempre me preguntaba dos cosas al hablar con personas mayores. Una era por qué decían tantas cosas insustanciales, y la otra, por qué gritaban tanto. Muchas veces acababan desvariando, y tenía la sensación de que la conversación no iba a ninguna parte y que se alargaba demasiado. Incluso sentía vergüenza ajena cuando no interpretaban bien la situación. Sí, me entristecía constantemente ver a mis profesores veteranos, antaño conocidos por su sabiduría y sus comentarios concisos y lógicos, perder el hilo en su vejez. Algunos incluso no soltaban el micrófono en un espacio público de debate, como podría ser una conferencia académica. De vez en cuando, ignoraban por completo los intentos del moderador de redirigir el debate, e insistían en airear sus pensamientos. Yo me prometía que no sería así de mayor. Pero ¿sabes qué? Ahora que tengo su edad, creo que aquellos profesores veteranos pensaban lo mismo cuando eran jóvenes.

—Papá...

Así suelen empezar las advertencias de mis hijos, y levantan tres dedos para recordarme que es la tercera vez que me repito. Sí, dije «advertencia», por exagerado que parezca. Y esa advertencia me estremece siempre, sin excepción. Pienso: «¡No recuerdo haberlo repetido tantas veces!». A veces sospecho que mis hijos me engañan por puro desinterés, pero la mayoría de las veces creo que tienen razón. Así que me he acostumbrado a empezar todas las conversaciones con un «como ya dije...».

Sin embargo, hay veces en que me parece necesario compartir perspectivas sobre la vida y los valores con mis hijos, y hago lo posible por diluir el consejo con un toque de humor, para no quedar como un padre sobreprotector. Incluso en esos casos, mis hijos a veces me responden, para mi vergüenza:

—Papá, relájate un poco.

Y entonces me acuerdo de mis profesores séniores y de que me debe de estar sucediendo lo mismo que a ellos en su vejez. A veces mis hijos incluso me dicen:

—Papá, ¡no discutas tanto con mamá!

—¿A qué se refieren? —les contesto—. ¿Cuándo hemos discutido?

—Los hemos oído gritándose...

Este malentendido suele deberse a que el volumen de nuestras conversaciones sin duda se ha elevado por nuestra avanzada edad. Me parece que, a veces, los mayores levantan la voz para adaptarse al interlocutor, pero en ocasiones no somos capaces de modular bien el volumen debido a la pérdida de audición. Ahora que mi esposa y yo somos mayores, aquella conversación en tono elevado le pudo parecer a mi hija menor una discusión. No puedo evitar reírme de mí mismo al verme reflejado en aquellos profesores veteranos a los que estaba tan decidido a no parecerme.

Permíteme que nos defienda, querido lector, como representante autorizado de los mayores que soy. ¿Por qué hablamos tanto? Bueno, me he dado cuenta de que con la vejez me cuesta más concentrarme en una sola cosa. Una conversación debería tener un propósito, y para poder cumplir en condiciones con ese propósito, le añades sustancia a la estructura de la conversación. Pongamos que una conversación es un árbol, de modo que la esencia de lo que quieres decir es el tronco, y todas las digresiones y el relleno son las ramas. Pero como de mayores nos cuesta concentrarnos en una cosa, nos olvidamos con facilidad de las relaciones causales y nos arriesgamos demasiado con el pensamiento asociativo. Muchas ramas sin tronco, vaya. Como dice un refrán coreano, empezamos bien, pero acabamos en Samcheonpo. Cuando caemos en la cuenta de que nos hemos ido por las ramas, normalmente ni siquiera nos acordamos de lo que íbamos a decir, y la conversación ya se fue al traste.

También me he dado cuenta de que esto se debe a la experiencia. Cuanto mayor eres, más experiencia deberías tener y más convencido estás de tus valores y perspectivas sobre la vida. En resumen, los mayores tenemos mucho que decir. Créeme si te digo que nuestra intención es buena: solo queremos ayudar, guiarte o compartir tu alegría. Sí, puede que queramos darte algunas lecciones sobre la vida que consideremos valiosas.

Pero ¿qué relevancia tienen ahora mismo las enseñanzas de una persona mayor para la gente joven? En el pasado respetábamos a los mayores por su sabiduría; por eso se decía que la muerte de un anciano era comparable al cierre de una biblioteca. Pero hablamos de una época en que adquirías conocimiento sobre todo de primera mano. Sin embargo, los jóvenes de hoy día disponen de una ingente cantidad de información con tan solo apretar unas teclas, por la que pueden navegar sin esfuerzo a diario. Traducen idiomas con unos pocos clics en sus celulares y ven videos procedentes de todo el mundo. La cantidad de información a la que tenemos fácil acceso ahora mismo es tan enorme que hay quien dice con sarcasmo que nos hemos convertido en «contenedores de datos». En un mundo así, es posible que tus experiencias ya no sean tan relevantes o únicas, por mucho que te haya costado adquirirlas o por muy valiosas que sean.

Antes les enviaba por correo electrónico historias sobre mi infancia a mis nietos. Era un esfuerzo sincero por comunicarme con ellos. Por mucho que les encantaran las historias que parecían salidas de un libro de cuentos, también les sorprendían las decisiones que había tomado o cómo había reaccionado en general a una situación concreta. Normalmente expresaban su desconcierto de una de estas tres formas:

—Abuelo, qué estupidez.

—Abuelo, qué ingenuo eres.

—Abuelo, no tengo ni idea de lo que dices.

Los niños tienen ahora más formación y mucho más mundo que en mi época, de modo que ya me esperaba las dos primeras respuestas. Pero me quedé sin palabras al oír la tercera reacción. No es que no lo entendieran porque mi forma de escribir fuera confusa, sino porque nuestras maneras de pensar eran totalmente diferentes, y no comprendían nada de lo que les intentaba explicar. En sesenta años, el mundo ha cambiado por completo. ¿Cómo van a tener algún valor mis experiencias personales para unos niños que viven en un mundo radicalmente distinto?

Alguien podría preguntarme si lo que quiero decir es que los mayores deberíamos guardar silencio. No digo que debamos estar callados del todo, pero, en resumen, sí, deberíamos hablar menos y escuchar más. Debes tener algo en común con tu público si quieres mantener una comunicación valiosa. Cuanto más tengas en común con tu interlocutor, más profunda será la conversación. ¿Y quién crees que tiene más posibilidades de encontrar esas cosas esenciales en común entre los mayores y los jóvenes? Pues los mayores, naturalmente, al haber vivido el pasado y el presente. Por eso debemos ser quienes demos el primer paso para entender la perspectiva de la juventud. Debemos escucharlos. Quizá no podamos experimentar el mundo como ellos, pero deberíamos intentar entender lo diferente que es para ellos. Si aun así no eres capaz de entenderlo, al menos deberías admitir esa ignorancia por tu parte.

Escuchar no es, ni mucho menos, un acto pasivo ni unilateral. El término psicológico *abreacción* define el proceso de liberar emociones reprimidas y aliviar la ansiedad reviviendo o recreando experiencias dolorosas alojadas en el subconsciente. El mero acto de escuchar puede ayudar a tu interlocutor a lograr esa abreacción. Por eso, la función más importante de un psiquiatra es saber escuchar lo mejor posible.

Hoy día, las generaciones jóvenes tienen dificultades muy diferentes a las de nuestra época. Parece que no hay nada que les salga bien: ni los estudios, ni el trabajo, ni el matrimonio ni la crianza de los hijos. Han vivido la competitividad extrema de esta tumultuosa época moderna, que a menudo resulta deshumanizante y daña la autoestima. A pesar de todos sus esfuerzos, tendrán menos seguridad y estabilidad financiera que nosotros. El pronóstico no podría ser más desolador. Quizá, tal vez quizá, lo que necesitan no es alguien que les enseñe, sino alguien que los escuche.

De pequeño me llevaba de maravilla con mi abuela. Era una mujer afable con una mentalidad progresista en ese mundo profundamente patriarcal de la época. Incluso estando ya en la universidad, me gustaba hablar del mundo con ella. La admiraba por sus ideas progresistas y quería ser como ella cuando me hiciera mayor. Pero al echar la vista atrás me doy cuenta de que el verdadero motivo por el que disfrutaba tanto charlando con ella era porque me escuchaba de verdad; siempre tenía una sonrisa benevolente en el rostro y me animaba a hablar, asentía a lo que decía, y yo seguía hablando y hablando como un pajarillo.

No tengo claro cuándo empezó, pero a medida que me hacía mayor, a menudo se me acercaba con disimulo el coordinador de la conferencia cuando había terminado y me susurraba:

—Profesor, debe de estar exhausto tras un día tan largo.

Es evidente que las conferencias académicas suelen alargarse todo el día, y por la tarde todo el mundo está cansado. Pero todos esperamos con ganas el momento posterior para charlar y ponernos al día, y no quería perdérmelo. Cuando se me acercaba el coordinador a decirme eso, yo siempre respondía:

—Uy, estoy de maravilla.

Pero tras unos instantes, el coordinador volvía a susurrarme:

—Profesor, no pasa nada si está agotado.

Digamos que yo volvía a negarlo; era entonces cuando intervenía un colega y decía:

—Ha sido un día larguísimo. Debería descansar.

Y ahí caía en la cuenta de que había perdido la oportunidad de retirarme con dignidad la segunda vez que el coordinador me lo había pedido. No me malinterpretes, querido lector, estoy seguro de que todos se preocupaban de corazón por un colega mayor con problemas de salud. Pero tampoco podemos negar el hecho incuestionable de que suelo ser uno de los profesores de mayor edad en ese tipo de actos, y eso hace que mi presencia obligue a la mayoría de las personas a comportarse después del evento. Me reí para mis adentros, recordando cómo era yo de joven.

Como joven profesor, me confiaron la tarea de mandar a casa a los miembros séniores de la facultad después de los actos. Los colegas jóvenes esperábamos con ganas ese momento para relajarnos y divertirnos. Tener a una persona mayor en el evento, sobre todo en una sociedad como la de Corea del Sur, con unas jerarquías en función de la edad, complica bastante las cosas. Incluso aunque esa persona mayor sea simpática y cercana, todo el mundo siente la presión de comportarse y hablar con respeto. Por eso, después de que me asignaran aquella importante misión, esperaba el momento adecuado para acercarme a los profesores séniores cuando no parecían ni remotamente cansados.

—Señor, ¿no empieza a agotarse?

Y entonces se pasaba la mano por la cara con confusión, preguntándose si estaba cansado o no. Yo no me rendía, y, de hecho, iba un paso más allá.

—Señor, ¡le pedí un taxi!

Y se subían en el taxi y se retiraban del evento posterior a la conferencia, medio obligados, medio de buena gana. Hay un refrán coreano que dice: «Con los jóvenes, cierra la boca y abre la cartera». ¡Qué crueldad! La vejez no es un crimen; ¿por qué tienen que andarse con tanto cuidado las personas mayores en ambientes sociales? De todas formas, al pensar en mi juventud, veo una parte de verdad en ese viejo refrán. No obstante, no puedo evitar sentirme excluido. En esos poseventos solía pensar: «Rayos, puedo quedarme un ratito más. ¡Ojalá me dejaran quedarme un rato!». Pero en la vejez, además de saber escuchar, también debemos saber cuándo irnos de un sitio con dignidad. Ahora, las estrellas de esos actos sociales son las generaciones siguientes. Si intentas robarles el protagonismo, puede que no demuestres más que *noyok* (노욕), «avaricia en la vejez», por tu parte. La verdadera virtud de las personas mayores reside en el autocontrol. En cierto modo, mis profesores júniores me estaban ayudando a ejercitar esta difícil virtud del autocontrol, así que debería agradecérselos de corazón.

Sobra decir que el autocontrol es una habilidad magnífica para todo el mundo, joven o viejo, pero es especialmente importante en la vejez. Es la capacidad de parar cuando conviene, y para eso hay que estar muy atento a las circunstancias. Debes comprender y medir correctamente quién eres y en qué situación te encuentras, y así sabrás cuándo es el momento de poner en práctica dicha virtud.

Tenía un gran maestro que me enseñó lo que era el autocontrol. Fue mi tutor en la preparatoria, y cuando mi generación se graduó, se fue a dar clases a la universidad, y allí se jubiló. Tuve oportunidad de reencontrarme con él en una reunión de exalumnos. Éramos ya personas de mediana edad, y decidimos unánimemente invitarlo a que diera una charla. Todos lo extrañábamos: era un hombre adelantado a su tiempo, con la mente muy abierta y un corazón enorme, que se preocupaba por todos sus estudiantes con un interés sincero.

Me encargué de invitarlo. Cuando lo visité por primera vez en décadas, me recibió con los brazos abiertos. Le expliqué cuál era la idea y le extendí la invitación, pero él la rechazó de manera categórica. Me dijo que sabía que, probablemente, acabaría desbarrando por la emoción de reencontrarse con sus estudiantes después de tanto tiempo. Tenía la sensación de que, de un tiempo a esta parte, se iba con frecuencia por las ramas y hablaba mucho.

Pero yo no estaba dispuesto a tirar la toalla. Lo persuadí, le hablé de lo muchísimo que habíamos aprendido con su mentalidad abierta y progresista, y de lo mucho que lo extrañábamos. Con todo, él insistía:

—Ya no soy aquel maestro joven que recuerdan, y solo conseguiré decepcionarlos si esperan al joven que era.

Ahí tuve que ponerme firme y suplicarle:

—Señor, lo dice como si nosotros no hubiéramos cambiado. Somos todos de mediana edad; ¡ya no somos tampoco aquellos jóvenes de entonces!

Al oír aquello, mi profesor por fin cedió, pero con una condición: anotaría todo lo que quería decir con palabras concisas y lo leería de principio a fin, ni una palabra más.

Si te soy sincero, al ser yo un hombre de mediana edad en aquel entonces, no entendía del todo por qué insistía tanto en hablar poco. Pero cuando llegó el momento en que mi profesor dio su charla en la reunión, lo comprendí al momento. El encuentro había empezado de maravilla: una reunión alegre de estudiantes y su querido profesor. Nos embargaron los recuerdos, y, de repente, todos parecíamos haber retrocedido varias décadas. En el punto álgido de la reunión, era por fin el momento del discurso del profesor. Alistó su texto y comenzó a leer. Igual que en los viejos tiempos, su discurso estaba lleno de sabias enseñanzas, y cada palabra reflejaba su mentalidad progresista. Pero, al cabo de unas pocas frases, se emocionó demasiado, se precipitó y perdió el hilo y su habitual coherencia. ¡Tal como había temido! Le escribí deprisa una nota en la que le pedía que fuera acabando, y cuando mi profesor la vio, exclamó a media frase:

—¡Bueno, qué maravilla! Por eso precisamente me negué a venir, pero ¡Dios mío, cómo me insististe!

Y todos nos echamos a reír.

Todos sus esfuerzos por no irse por las ramas fueron en vano, pero lidió con la situación de una manera que me impactó mucho. En aquel momento no reflexioné mucho más allá de: «Ay, ¿qué le pasó a aquel hombre disciplinado y brillante?». Pero a medida que me hacía mayor me di cuenta de que mi profesor había demostrado un grado admirable de conciencia y control de sí mismo, algo que, como he ido viendo con los años, es extremadamente infrecuente.

Hablo en serio, ¿cuánta gente mayor consigue tomar tanta conciencia de los cambios en su comportamiento y se esfuerza por mejorar? ¿Cuánta puede distinguir de verdad de lo que es capaz y de lo que no? Conozco a mucha más gente que parece ver su vejez como un título o un privilegio, y se comportan de malas maneras o intentan callar a los demás, creyendo que están por encima de todo el mundo. Pero mi maestro demostró mucha sabiduría. Primero pensó en los demás y en el decoro, sopesando si sería un invitado adecuado para cualquier acontecimiento o reunión al que le invitaran.

Recuerda que la dignidad radica en saber cuándo parar. Las generaciones mayores, que fuimos protagonistas de la sociedad en nuestra juventud, debemos ahora dar un paso al costado y ocupar posiciones secundarias. Es posible que te cueste confiar por completo en las generaciones jóvenes, ya sean colegas júniores o niños, pero deberías ser consciente de que eso es algo que ya no está en tus manos. Aunque eso también significa que eres libre de disfrutar del resto de tu vida con el tiempo y la energía que ahorres.

Por eso, queridas personas mayores, les ofrezco dos consejos para la vejez: escuchar y saber cuándo excusarse. Igual que el verso del hermoso poema «Flores caídas» de Lee Hyeonggi, que reflexiona sobre el hecho de que la persona que sabe irse en el momento adecuado tiene una espalda inolvidablemente bonita.

SEGUNDA PARTE

No te vayas con remordimientos

CAPÍTULO 1

La vida es demasiado corta para dejarlo todo para otro día

Conozco a un profesor, Kim Jae Eun, que tiene cuatro años más que yo. Es uno de los pioneros de la psicología educativa en Corea del Sur, y ha dedicado toda su vida a la enseñanza y la investigación. Su integridad no tiene parangón, y sigue contribuyendo a la sociedad con sus logros académicos. Ahora, cerca de los noventa, continúa siendo un modelo de vigor mental y actitud positiva frente a la vida, y no podría estar más orgulloso de él. Podrías intuir, por el respeto que le profeso, que soy algo así como su discípulo, pero no; simplemente somos buenos amigos que suelen enzarzarse en debates. Dicho de otro modo, el profesor Kim es un hombre abierto de mente y generoso con sus amistades.

Le gusta decir: «He pasado la vida rodeado de buenas personas». Esta es su forma de expresar gratitud por haber tenido a tantas personas en su vida dedicadas a hacer felices a los demás. A menudo insiste en que si extrañas a alguien en la vejez, debes actuar de inmediato. Posponerlo, advierte, puede hacer que te arrepientas durante toda tu vida, como él mismo ha vivido.

El profesor Kim me contó que tenía una relación muy estrecha con un colega sénior, su antiguo médico, Park Moon Hee. Yo también conocía al doctor Park de mi época en el hospital psiquiátrico nacional que él dirigía. Ya entonces, el doctor Park tenía muchos partidarios debido a sus esfuerzos pioneros por mejorar las condiciones del sistema de salud mental surcoreano, tan desalentador en aquella época. En resumen, no tenía igual en el campo de los estudios psiquiátricos. Un día, el doctor Park llamó al profesor Kim y le preguntó:

—Profesor Kim, usted ya no me extraña, ¿verdad?

El doctor Park no era un hombre sentimental. Sus llamadas solían concluir con una propuesta amistosa, despreocupada: «A ver si vamos a comer algún día». Pero entonces, de la nada, le lanzó esa pregunta extraña. El profesor Kim se quedó sin palabras, pero al final consiguió responder:

—Sí, claro. Lo visitaré pronto, ¡quizá la semana que viene! Justo estaba pensando en usted.

Una semana más tarde, el profesor Kim se enteró de que el doctor Park acababa de fallecer. Su decisión de posponer el encuentro una sola semana sigue siendo uno de sus mayores remordimientos aún hoy día. Cada vez que recuerda la historia, comienza con un pesaroso lamento:

—Esto se ha convertido en el peor remordimiento de mi vida...

El tiempo no espera a nadie. Si extrañas a alguien, no lo pospongas; llama a esa persona ahora mismo. Si eres joven, claro que puede esperar a mañana, pero cuando pases los cuarenta, lo mejor es actuar cuanto antes. Si tus seres queridos viven cerca de ti, es una bendición. Y si una llamada acaba con un encuentro en persona, no existe nada mejor.

Ahora que soy viejo, las circunstancias suelen impedirme volver a contactar con personas a las que añoro. Mis días de trabajo en el despacho empiezan siempre igual: lo primero que hago es encender la computadora; luego reviso los correos electrónicos y repaso mi muro de Facebook. Un día recibí una notificación de cumpleaños. Me tomó del todo desprevenido, porque era de un amigo que había fallecido años atrás. Le dejé un comentario en su muro: «Feliz cumpleaños. ¿Cómo va la vida por ahí?».

Este amigo y yo fuimos a la Facultad de Medicina juntos. En la universidad tenía un pulmón tan mal que tuvieron que operarlo de urgencia. Incluso cuando todos nuestros amigos fueron a la boda de un compañero de clase, yo fui el único que se ausentó porque quería estar a su lado cuando se despertara.

Al repasar el muro de Facebook de este amigo, encontré un comentario del año pasado que le había dejado el compañero de cuya boda me ausenté, en que le deseaba un feliz cumpleaños. Pero este año no lo había felicitado, porque él también había fallecido.

Más de la mitad de mis amigos de la universidad se han ido ya. Los que quedan, o viven en residencias con mala salud, o sufren problemas de movilidad que los tienen encerrados en casa. A veces les envío correos electrónicos grupales, pero ahora solo me responden dos personas. Cada vez que reviso mi correo, temo recibir más malas noticias.

La soledad es la enemiga de una vida feliz. La forma más fácil de combatirla es pasar el rato con viejos amigos. El tiempo vuela cuando recordamos los viejos tiempos con los amigos, ¿no te parece? En la vejez, es conveniente tener a esos viejos amigos cerca. Son testimonios vivos de tus logros pasados, de la vitalidad de tu juventud y de lo que has conseguido en la vida, que pueden ayudarte a aliviar la sensación de vacío que a veces provoca la edad. Puedo dar fe del consuelo que se siente en compañía de viejos amigos que han soportado el viaje de envejecer contigo. Por tanto, si extrañas a alguien, no dudes en ponerte en contacto con esa persona. La vida es demasiado corta para dudar o dejarlo todo para otro día.

En nuestra ajetreada juventud, dominada por el trabajo, socializar en sí parece casi una obligación. Claro que todo el mundo querría tener siempre a sus almas gemelas cerca, pero es posible que tu empleo te obligue a conocer a gente que no quieres, o a interactuar con superiores complicados. Y lo que es peor: si la gente solo se te acerca por interés, puede que te tiente dejarlo todo y retirarte a una montaña remota, desaparecer del mapa y cortar toda interacción social.

Una de las primeras cosas que más disfruté de la jubilación fue la libertad de elegir. Ya no tenía que obligarme a hacer lo que no me gustaba. Podía dedicar mi tiempo a las personas que apreciaba y a trabajos que me interesaban, sin que nadie se interpusiera en mi camino. ¡Qué alivio! Si quería ver a alguien, lo llamaba sin dudarlo. Le pedía a la gente que me ayudara con mis proyectos sin las ataduras de los títulos profesionales y sin preocuparme por los conflictos de interés. El apoyo y la amistad de la gente maravillosa que he tenido en mi vida han sido el motivo por el que he podido dedicarme a la investigación y al voluntariado incluso después de la jubilación. Sin ellos, y sin las alegrías que me han dado algunos proyectos, me podría haber pasado los últimos años solo y sintiéndome vacío.

Por desgracia, este es uno de los beneficios que solo puedes disfrutar si tienes buena salud. Cuando cumplí los ochenta ya no podía salir con amistades con tanta frecuencia, porque me cansaba enseguida. Y, al fin y al cabo, también tenía menos personas a las que ver. He perdido a muchísimos amigos, y una parte de los que siguen vivos tienen problemas para moverse por su cuenta. Es habitual que en la vejez perdamos el contacto, y no hay nada más triste que, poco después, te veas en el funeral de la persona con la que lo habías perdido.

Un día de invierno de 2014 recibí un obituario especialmente doloroso. En aquel momento yo estaba en Nepal; tengo un vínculo especial con ese país, que nació por mi fascinación con el Himalaya, que visité por primera vez en 1982 como parte de una expedición académica al Makalu. Este vínculo se reforzó aún más cuando fundé un grupo de voluntariado en el Hospital Universitario Ewha, donde enseñaba en aquella época, y comencé a viajar a Nepal como voluntario todos los años. En 2014 viví dos acontecimientos significativos en el país: tres de mis estudiantes, que formaban parte del grupo de voluntariado desde su fundación en 1994, se unieron a nuestro vigésimo viaje anual a Nepal con sus familias. Mis amigos artistas de Nepal (escritores, pintores y músicos) también me organizaron una presentación literaria, porque fue el año en que se publicó mi traducción coreana de *The Wake of the White Tiger* [El despertar del tigre blanco], de Diamond Shumsher Rana, un histórico luchador por la democracia en Nepal.

Al saber que aquellos dos fabulosos acontecimientos tendrían lugar a la vez, yo estaba que no cabía en mí de orgullo e ilusión. Mi esposa y yo asistimos a la presentación del libro con mi hijo y su hija. Mi nieta no levantaba la cabeza del celular, gracias a la impresionante conexión wifi del Himalaya. En mitad del acto le pedí prestado el celular para echarle un vistazo a mi correo, por si había algo urgente. El corazón me dio un vuelco cuando vi un correo cuyo asunto era: «Reenviado: Obituario». Sabía que no podría llegar al funeral ni aunque abriera y leyera el correo allí mismo. Decidí olvidarme hasta volver a Corea, pero lo abrí por accidente. El mensaje me dejó sin palabras: anunciaba la muerte de mi mejor amigo.

Existe un viejo refrán que dice: «Ha llegado la primavera, pero no lo parece» (봄이 왔건만 봄 같지 않다). Así me sentí yo al leer la noticia. Lo que estaba pasando a mi alrededor en Nepal debería haberme llenado de felicidad, pero estaba hundido. Al estar en mitad de la presentación del libro, no pude compartir mis sentimientos con mi familia, y tuve que guardármelos hasta el final del día. Incluso ahora recuerdo a la perfección el varapalo que fue.

Mi amigo se llamaba Park Doe Il. Nos conocimos con trece años, y llevábamos más de sesenta y cinco siendo amigos. Cuando nos conocimos, Doe Il era un chico precoz, y una enciclopedia andante. En nuestros años de preparatoria, en los que llevamos la cabeza rapada, fundamos un club de lectura liderado por Doe Il, donde una vez por semana nos sentábamos a la mesa, hablábamos de libros y escuchábamos vinilos antiguos juntos. Doe Il sentía debilidad por Camus, una gran influencia por aquel entonces en Corea del Sur, y leía sus libros en voz alta. Doe Il nos analizaba incluso sinfonías enrevesadas con una fluidez admirable. Creo que le debo mucho de mi amor por la poesía y el arte visual a Doe Il, mi querido amigo en aquellos años formativos.

En una ocasión, Doe Il intentó suicidarse por sobredosis. Al enterarnos de la noticia, nuestro club de lectura se reunió y se produjo un debate extraño. Un miembro, que más tarde acabaría siendo uno de los escritores coreanos más estimados, defendía que debíamos respetar la decisión de Doe Il, porque terminar con su vida era decisión suya, y de nadie más. Creo que aquel absurdo debate sobre la vida y la muerte fue producto de nuestras mentes adolescentes: sensibles, intelectualmente curiosas y volátiles. Yo señalé que no teníamos forma de conocer las verdaderas intenciones de Doe Il a menos que pudiéramos preguntárselo directamente. Y, para ello, Doe Il debía sobrevivir, un contraargumento que se ganó la aprobación de la mayoría.

Doe Il siempre fue un gran pensador; estudió filosofía en la universidad y se labró su propio camino en la vida, a pesar de las dudas y de cuestionárselo siempre todo. Hasta dos años antes de su muerte, nos veíamos casi todas las semanas para comer udon juntos y recordar los viejos tiempos. El udon era nuestro tentempié favorito en la adolescencia, porque no podíamos permitirnos mucho más, y siempre nos traía buenos recuerdos. Pero durante el año anterior a su muerte no conseguimos cuadrar nuestros horarios y no nos vimos ni un solo día. De haber sabido que nuestra amistad terminaría de una forma tan abrupta, sin un cierre en condiciones, habría hecho todo lo posible por encontrar tiempo para vernos. Cargo con ese pesado remordimiento, pero ya no puedo hacer nada al respecto.

¿Qué significa estar vivo? Cuando dejas de respirar y tu corazón deja de latir, estás biológicamente muerto. Pero ¿no hay cierta verdad en el cliché de que las personas viven mientras las recordemos y las añoremos? Tal vez mi amigo Doe Il haya muerto, pero lo recuerdo como si lo hubiera visto ayer. Recuerdo al joven apasionado de corazón delicado que vivía por y para el arte. No puedo expresar con palabras la cantidad de recuerdos que enriquecen y llenan mi vida gracias a este amigo. ¡Qué suerte tuve de conocerlo y haber sido su amigo en esta vida! Ahora solo puedo echar la vista al cielo y exclamar:

—Me hiciste muy feliz, amigo mío.

Creo que nuestro verdadero legado no aparece inscrito en las lápidas. Hay personas que, temiendo que las olviden, piden que les graben títulos pasados, versos de algún poema o citas célebres en las lápidas. Pero, elijas lo que elijas, eso no durará para siempre. Ni siquiera lo que se graba en piedra perdura eternamente. Las únicas inscripciones que dejamos de verdad atrás son los buenos recuerdos que creamos con nuestros seres queridos. Si puedo hacer que la vida de otra persona sea un poquito más feliz, ¿no habrá valido la pena mi vida?

Muchos de nosotros sobrevivimos al paso de los días aferrándonos a los recuerdos felices que compartimos con nuestros seres queridos. Querido lector, ¿cómo quieres que te recuerden? ¿No quieres que te recuerden como la persona que tuvo un papel esencial en la felicidad de otro? Con estas preguntas en la cabeza, ¿cómo vamos a olvidarnos de que cada día es una oportunidad para dejar atrás esas inscripciones?

CAPÍTULO 2

¿Una vida ajetreada? Qué me vas a decir a mí...

En 1981, en el punto álgido de la industrialización nacional de Corea del Sur, LG construyó una fábrica de televisores en Huntsville, Estados Unidos. La KBS (Korean Broadcasting System), una de las mayores cadenas de Corea, documentó y retransmitió el proceso, desde la construcción hasta su puesta en marcha. La grabación recogió el sentimiento nacional de apoyo patriótico a las empresas coreanas florecientes.

Han pasado más de cuarenta años desde que vi el documental, pero hubo algo que se me quedó grabado a fuego. El director coreano a cargo de la fábrica visitó la casa de uno de sus empleados estadounidenses para entrevistarse con su familia. El director le dijo a la esposa del trabajador: «Agradezco todos los esfuerzos que hace su marido por nuestra empresa. Me encantaría devolverles el favor de alguna manera, así que, por favor, pongan ustedes la recompensa».

Supuse que le pediría un aumento o una paga extra abultada, pero en vez de eso respondió: «Señor, le pido que mande a mi marido a casa a su hora».

En aquel momento, me quedé sin palabras. En esa época, la sociedad coreana tenía un único objetivo en mente: trabajar sin descanso para que el país y el pueblo prosperaran. El cabeza de familia ideal era aquel que cada vez ganaba más dinero, ¿y aquella mujer prefería rechazar aquella gran oportunidad solo por que su marido volviera pronto a casa?

Un amigo mío que se acerca a los noventa suele decir con remordimiento: «Es evidente que yo no necesitaba trabajar tanto».

Me cuenta que su adicción al trabajo alejó a su mujer y a sus hijos, y me temo que hay muchos coreanos de mi generación que vivieron algo similar. La cultura de nuestro país, movida por el crecimiento, nos exige hacer grandes sacrificios. Y siempre se nos anima a esforzarnos más, a no rezagarnos, a vencer a nuestra competencia. Corremos como si nos persiguiera alguien. Cuando la estabilidad parsimoniosa y bucólica de nuestra sociedad agrícola desapareció de la noche a la mañana, una era de competitividad se apoderó de la gente, sin darnos un momento de respiro. No debería sorprendernos que, en un momento dado, la primera causa de muerte en Corea del Sur entre las personas de cuarenta años fuera el exceso de trabajo.

Por desgracia, la situación no ha cambiado demasiado. Sin embargo, me anima ver que, estos últimos años, el término *conciliación laboral y familiar* ha cobrado fuerza en Corea, un indicio de la aspiración moderna a alcanzar un equilibrio entre la vida profesional y la personal. Este equilibrio es ahora uno de los factores que más buscan los jóvenes profesionales del mercado laboral. Yo lo considero una tendencia sin duda positiva que está redirigiendo nuestra sociedad en una dirección mejor. Con todo, siento un regusto amargo en la boca al reflexionar sobre que esta misma tendencia sirve de duro recordatorio de nuestra sociedad competitiva y forzada hasta la saciedad.

Mi mujer suele decirme que de los treinta a los cincuenta años se pasó las décadas como en piloto automático. Apenas recuerda nada de aquella época debido a lo atareada que estaba todos los días como madre trabajadora con cuatro hijos. Y yo no podría estar más de acuerdo.

Hace un tiempo tuve una charla con mi hijo mayor. Me contó que cuando estaba en primaria, con mi mujer y yo trabajando, nunca se sintió como en casa en su propio hogar. Era un niño que no tenía a sus padres, y que, por tanto, era responsable de sus tres hermanos menores. Yo, como padre, no sabría expresar con palabras la culpa que siento por haberle hecho pasar a mi hijo tanto estrés a una edad tan temprana.

La época del trabajo excesivo y del ajetreo desenfrenado debe acabar. Ha llegado el momento de tener una buena calidad de vida, no de sobrevivir. ¿Acaso no hemos dejado atrás los años en que nuestra economía la sustentaban largas horas de trabajo mal pagado? Deberíamos mirar al futuro, donde solo las mentes creativas serán capaces de hacer avanzar la economía. Y la creatividad exige tiempo de descanso y ocio, la valentía de arriesgarse, la posibilidad de intentarlo y equivocarse.

Por otro lado, pregunto: ¿No hemos estado trabajando hasta la extenuación, no ya por voluntad propia, sino solo por supervivencia, por ganarnos el pan? ¿Por qué hemos sacrificado nuestra juventud y nos hemos obsesionado con el trabajo?

Cuando empecé a trabajar en una institución psiquiátrica, la realidad de la medicina en Corea del Sur no podía distar más de los ideales que había leído en los libros de texto de la universidad. Como médico docente en el Hospital Severance de la Universidad Yonsei, ni siquiera encontraba textos médicos traducidos y aceptables con los que formar a mis estudiantes, y recordé los problemas que había tenido yo con textos extranjeros mientras estudiaba en la universidad y esperaba con impaciencia que se hicieran traducciones. Pero nadie se animaba a llevar a cabo aquella ardua tarea, de modo que tomé una decisión aventurada y, con mi inglés limitado, me esforcé por traducirlos, sin dejar de consultar constantemente el diccionario. Cuando, tras mucha sangre, sudor y lágrimas, se publicaron al fin, se convirtieron en una herramienta útil, una rareza, para muchos enfermos y terapeutas, por no hablar de los profesionales de la salud mental.

En la década de 1970, los tratamientos inhumanos en las instituciones psiquiátricas, incluidas las inmovilizaciones y las salas cerradas, seguían estando a la orden del día en Corea del Sur. Al otro lado del mar, el sistema de salas abiertas ganaba fuerza, pero nadie se atrevía a proponer un cambio tan drástico en Corea del Sur, por miedo a las estrictas regulaciones hospitalarias y al escepticismo de los tutores. Por suerte, conseguí convencer a la universidad para que me dieran autoridad plena para dirigir el hospital como me placiera; convencido de que un entorno mejor ayudaría a los pacientes psiquiátricos, me convertí en la primera persona en dirigir un sistema de salas abiertas en instituciones psiquiátricas de Corea del Sur.

Aquello fue todo un desafío, pero estaba deseando ponerme manos a la obra y me ilusionaba mi empleo. Cuando intentaba aplicar teorías médicas a la vida real, me sentía como un granjero arando un campo lleno de piedras. No le temía a nada, y aceptaba con los brazos abiertos cualquier obstáculo que se me presentara. Esa sensación de entrega y realización a veces anulaba todo lo demás y me dejaba poco espacio para pensar en otras cosas. Si solo hubiera buscado fama o dinero, no me habría entregado al trabajo de la misma forma.

Hay muchísima gente que considera que perdió la juventud trabajando. Es posible que te arrepientas de haberte perdido algunas cosas mientras te centrabas en tu carrera, pero lo primero que deberías preguntarte es por qué estabas tan centrado en tu trayectoria profesional. ¿Acaso el trabajo no te proporcionaba un cierto propósito, placer o sensación de realización? ¿No estabas orgulloso de quién eras como profesional? En ese caso, solo deberías felicitarte, no culparte. Uno de los mayores placeres que puede sentir el ser humano proviene del trabajo. Si es eso lo que te satisfacía, ¿no deberías considerarte una persona afortunada?

Si aun así te arrepientes, tal vez sea porque no fuiste tú quien eligió entregarse a tu carrera, sino que sentiste la obligación de adoptar ese estilo de vida. Muchos de mis pacientes a lo largo de los años eran hombres de unos cuarenta años que sufrían síntomas del síndrome del trabajador extenuado. Todos querían encontrarse a sí mismos a través de otros medios que no fueran su trabajo. Pero la mayoría no lo conseguían, y no por falta de tiempo o recursos, sino porque ni siquiera tenían claro cuáles podían ser esos otros medios. Poco importaban las ganas desesperadas que tuvieran de alcanzar una mejor conciliación laboral y familiar; sus gritos nunca recibían respuesta. En resumen, para tener una vida equilibrada, primero debes saber quién eres.

«¿El trabajo es lo que me hace más feliz? ¿O es interactuar con otra gente y reforzar esas relaciones? ¿Qué es lo que me hace ser quien soy?». Las personas que saben responder a esas preguntas no terminan atrapadas en un ajetreo desenfrenado, porque no sienten la necesidad de vencer a los demás y acabar los primeros en esta especie de carrera absurda. Se centran simplemente en lo que quieren hacer, con sus propias condiciones. Sin embargo, las personas que no pueden responder a esas preguntas se adaptan a los estándares de los demás. Intentan guardar las apariencias, estar a la altura de los demás. Y cuando un día se miran en el espejo y se preguntan con tristeza por qué trabajaron tanto, ya hace mucho que perdieron la juventud.

No todo el mundo sabe lo que significa trabajar mucho. Es decir, el placer que puede producirte el hecho de trabajar mucho es una recompensa que solo pueden disfrutar aquellas personas que saben quiénes son y que han encontrado un trabajo que las llena. Si te sientes identificado con lo que he dicho hasta ahora, no seas tan duro contigo mismo y valora tu naturaleza trabajadora. La buena noticia es que el trabajo es una misión que dura toda la vida. Y que te hayas jubilado no significa que tengas que dejar de trabajar. Si hasta ahora no has encontrado sentido ni placer en el trabajo, ¿por qué no empezar ahora? Encuentra el trabajo que de verdad te importa y comprueba las alegrías que puede proporcionarte.

CAPÍTULO 3

El reto único de la crianza parental

En la década de 1980, cuando el movimiento democrático estaba en su punto álgido, los estudiantes universitarios surcoreanos lideraban las protestas y se enfrentaban constantemente a la policía, que reprimía las manifestaciones con una fuerza brutal. Un profesor sénior que tuve pasaba un día por la Estación de Seúl durante una de las protestas, y se topó con su hija, que protestaba en el contingente. El corazón se le encogió. No era que no comprendiera por qué protestaba su hija, pero le preocupaba que le pudieran hacer daño. Tras vacilar un instante, mi profesor compró unos tenis en una tienda cercana y se los dio a su hija, con la esperanza de evitar que se hiciera daño corriendo con los tacones. Solo por aquel ínfimo acto de amor paternal, tuvo que someterse a un interrogatorio por parte de una agencia secreta de los servicios de inteligencia. Lo acusaron de haber alentado a los manifestantes. Ahora es algo irrisorio, pero así era el mundo entonces.

Cualquiera podría entender lo mucho que pueden llegar a preocuparse los padres por el bienestar de sus hijos. Pero cuando piensas en su seguridad a largo plazo, cuesta discernir inequívocamente qué es lo que más les conviene. ¿Deberías respetar su autonomía y las decisiones que tomen? En ese caso, ¿qué podrías hacer para ayudarlos como padre o madre? Estos son los conflictos que la mayoría de los progenitores, si no todos, afrontan cuando intentan criar a sus hijos de la mejor manera posible. Y en dichas situaciones, mi profesor sénior decidió que, a pesar de que le preocupara su seguridad, lo que más le convenía a su hija era que le comprara unos tenis cómodos en vez de esperar que abandonara una protesta y una causa en la que creía.

La crianza de los hijos es difícil, porque no hay ninguna guía. Cada padre y madre tiene una personalidad distinta, cada hijo posee un temperamento diferente, y la vida deja que cada familia lidie con sus circunstancias. En resumen, cada familia es única, y por eso es prácticamente imposible que hasta el experto más competente ofrezca una forma infalible de afrontar problemas complejos de crianza. De ahí que quede en manos de los padres, y no te quedará otra que pensar rápido y estar a la altura de las circunstancias constantemente. A veces te darás cuenta de que ni siquiera entiendes a tus hijos tanto como creías.

Déjame que te cuente una historia de cuando mi hijo mayor, que ahora es astrónomo, era pequeño. Se interesó por las estrellas mucho antes de empezar la primaria, y en mi familia siempre ha existido el gran debate sobre cómo es posible que se obsesionara con los astros a una edad tan temprana. Cuando se acercaban las fiestas en Corea, solía llevar a mi hijo, todavía pequeño, a visitar a mi antiguo mentor, que se sentaba y le hacía a mi hijo muchas preguntas. A partir de aquellas sesiones de preguntas y respuestas, mi mentor llegó a la conclusión de que mi hijo, al tener a su padre y a su madre trabajando hasta tarde, no tenía nada más que hacer que mirar las estrellas por la noche. En resumen, es probable que las estrellas fueran manifestaciones de la ansiedad por separación de mi hijo, una suerte de amigas imaginarias. Hablaba como un verdadero psicólogo.

Pero, sinceramente, yo no estaba de acuerdo. Cuando yo era pequeño, me subía a un caqui para matar el tiempo. Después de la independencia de Corea, mi madre solía estar fuera haciendo tareas de voluntariado. En aquella época, era un llorón muy sensible que se lo tomaba todo como un ataque personal. Cuando extrañaba a mi madre, saltaba desde el caqui hasta el tejado de casa y me sentaba solo a llorar.

Como todavía recordaba con nostalgia aquellos tiempos, cuando mi familia compró un terreno en Deungchon-dong para construir nuestra casa, instalé una escalera que subía directa al tejado para que mis hijos pudieran jugar allí. Por la noche, era un sitio ideal para observar las constelaciones. Por eso, como no podía ser de otra forma, supuse que mi hijo había comenzado a soñar con ser astrónomo por mi previsión y por el observatorio improvisado que yo había construido en el tejado. En secreto, me llena de orgullo haber tenido aquella influencia en el sueño de mi hijo.

Pero ¿sabes qué? ¡Los dos nos equivocábamos! Por lo visto, su sueño comenzó cuando vivíamos en Dapsimni, a las afueras de Seúl. Mi hijo jugaba con sus amigos en un pequeño callejón, pero, cuando caía la noche, los iban llamando para que volvieran a casa uno a uno. Mi hijo siempre era el último, y miraba el cielo hasta que mi esposa y yo volvíamos del trabajo. Descubrió que una estrella brillante era la primera en aparecer en el cielo nocturno. Se preguntaba cómo se llamaría, pero ni sus profesores ni mi esposa ni yo podíamos iluminarlo. Luego, un día, estaba hojeando una revista estudiantil y descubrió que aquella «estrella» era en realidad el planeta Venus. Ahí fue cuando comenzó a interesarse por las estrellas, y cuando el Apolo 11 aterrizó en la luna, decidió ser astrónomo.

Es evidente que debía de haber muchos otros factores que contribuyeron a conformar su sueño, pero la razón que él escogió, por encima de todas las demás, fue su curiosidad. No fue la ansiedad por separación, como creía mi antiguo mentor, ni tampoco que yo le hubiera proporcionado una casa donde podía contemplar las estrellas. Simplemente descubrió la presencia de los astros en un momento formativo de su vida, le llamaron la atención y los estudió. Y nada más.

Si eres madre o padre, de seguro te has dado cuenta de que, muchas veces, nuestros hijos recuerdan las cosas de una forma distinta a nosotros. Mis hijos no suelen acordarse de lo que yo consideraba un gran gesto por mi parte, y algunos acontecimientos que a mí se me han escapado por completo se convierten en recuerdos duraderos para ellos. Esa es la complejidad de la crianza. Lo que te esfuerzas por darles a veces no les importa, y aquello a lo que no le das más importancia a veces les acaba influyendo mucho más de lo que habrías imaginado.

Si te digo la verdad, el tiempo que mi familia vivió en Deungchon-dong nunca ha sido un recuerdo feliz para mí. En aquella época era un distrito que se había desarrollado a toda prisa para alojar a aquellas familias que buscaban desesperadamente un hogar, sobre todo por problemas de sobrepoblación, y, como es obvio, no era un gran barrio para familias con niños pequeños. Mis hijos tenían que cruzar una carretera sin pasos de cebra para tomar el autobús o ascender por una colina para ir a la escuela. Las carreteras sin asfaltar se convertían en charcos de lodo cuando llovía. En ese momento, yo trabajaba en el Hospital Severance de la Universidad Yonsei, y siempre me incordiaba ir dejando manchas de lodo por el suelo limpio del hospital los días de lluvia. Cuando llegaba al trabajo, me iba directo al lavabo para limpiarme los zapatos antes de cualquier otra cosa. Y para colmo de males, como nuestra empresa constructora cayó en bancarrota, dejaron nuestra casa a medias, sin puerta delantera. Me sentía culpable por estar criando a mis hijos en un lugar tan inseguro, y me pasaba el día preocupado por ellos.

Sin embargo, un día descubrí sorprendido que mis hijos recordaban aquella época con un gran cariño. Me contaron que veían faisanes y serpientes en una colina de camino a la escuela, y que incluso se hicieron amigos de ardillas y pájaros. En los solares vacíos donde todavía no habían puesto los cimientos, jugaban en grupo con los niños vecinos hasta tarde. Al no tener puerta delantera, mi familia se llevaba bien con todo el vecindario, como si tuviéramos vínculos familiares. Lo que yo siempre había recordado como un barrio inseguro fue, de hecho, un parque de juegos para mis hijos, rodeados por lo que la naturaleza les ofrecía.

¿Qué significa criar bien a un hijo? Madres y padres quieren hacer todo lo que esté en sus manos por sus hijos, pero nada te garantiza que tus esfuerzos les hagan ningún bien. Se quedarán con lo que necesiten, no con lo que tú quieras que se queden, y construirán sus propios mundos. Déjame que me meta en el papel de médico un momento. Si lo que prescribimos como padres incide tan pocas veces en nuestros hijos como nos gustaría, ¿es justo pensar que somos nosotros quienes nos esforzamos por criarlos? Por lo visto, son nuestros hijos quienes se esfuerzan para crecer según nuestras decisiones. Por experiencia, cuando los padres viven sus vidas al máximo, los hijos crecen fuertes en el sustrato de esas buenas vidas y absorben los nutrientes que necesitan. Es decir, no hace falta que estés siempre a la altura de la idea de «buena crianza parental» que tengas, porque, al final, si vives tu vida de la mejor manera que sepas, te convertirás de forma natural en un padre bastante decente para tus hijos, y eso es todo lo que necesitan.

Cuando empecé a trabajar en el Hospital Universitario Ewha, no era más que un hospital de día, sin ala propia. Bajo mi tutela, abrimos una pequeña ala con capacidad para hospitalizar a veinte pacientes, y mis hijos me acompañaban con frecuencia. Mis familiares se echaban las manos a la cabeza al saber que me llevaba a mis hijos a un hospital de salud mental, y me reprendían. Pero ¿qué tiene de malo enseñarles a mis hijos dónde y cómo trabajo? Nunca me pareció que tratar a pacientes psiquiátricos fuera un estigma del que tuviera que mantener alejados a mis hijos, y no me parecía justo considerar automáticamente peligrosas a aquellas personas con problemas psicológicos o neurológicos. Por eso mis hijos siguieron acompañándome a menudo en mis jornadas de trabajo, y tanto el equipo como los pacientes los mimaban mucho.

En Navidad o durante algún día festivo, mis hijos actuaban en alguna obra o en el coro para el equipo y los pacientes del hospital, sin que nadie se los pidiera. Simplemente se ponían de acuerdo y se les ocurrían ideas que, como te imaginarás, me ponían una sonrisa en los labios. A veces, aquellas actuaciones sorprendentes eran imaginativas, y otras, tan profundas que los adultos nos veíamos obligados a lanzarnos largas miradas. Y en primavera y otoño, mis hijos también acompañaban al equipo del hospital, a los pacientes y a sus tutores como invitados de honor en excursiones al aire libre. El tiempo que pasábamos juntos les proporcionaba a los pacientes una oportunidad valiosísima para reconectar con el mundo exterior al hospital, un beneficio inesperado. Y mis hijos aprendían mucho navegando por las circunstancias únicas de aquellos acontecimientos.

En el Hospital Universitario Ewha, en 1974, introduje el psicodrama como forma de tratamiento, colaborando con el dramaturgo Oh Young Jin, el profesor Rhee Kang Baek y el director Kim Sang Yeol. Mi hijo mayor fue al que más influyeron aquellas interacciones tempranas con pensadores y artistas creativos. Oh, a quien él llamaba «abuelo», le contó muchas historias mitológicas sobre las estrellas. Rhee incluso le mostró a mi hijo sus primeros borradores de una obra que todavía no había entrado en fase de producción, y le ofrecía críticas y mostraba un interés genuino por los intentos juveniles de mi hijo por escribir una novela. Incluso hoy día, mi hijo mayor adora los libros y las obras de teatro, y le gusta visitar museos de arte, sin duda un reflejo de aquellas experiencias formativas a una edad temprana.

De todos modos, debo decir que no tenía ningún objetivo oculto para enseñarles a mis hijos lecciones valiosas cuando me los llevaba al trabajo conmigo. Lo que hice, de hecho, fue simplemente compartir mi vida cotidiana con ellos, de forma íntegra. Y no tenía la intención concreta de que aquellas experiencias profesionales de primera mano supusieran un momento definitorio de sus vidas; solo quería pasar el máximo tiempo posible, por poco que fuera, con mis hijos. Pero ellos se empaparon de aquellas experiencias en aquel entorno nuevo y se las hicieron suyas. Querido lector, yo no crie bien a mis hijos, pero ellos crecieron de maravilla. Diría que ese es el misterio de la educación o crianza de los hijos.

Por eso no deberías echar la vista atrás y arrepentirte de las decisiones sobre la crianza de tus hijos que quizá desearías poder cambiar, porque la crianza es compleja en más de un sentido. En la vejez, con la educación de tus hijos ya lejos, puede que te des cuenta, como yo, de que hubo muy poco que saliera según lo planeado mientras te esforzabas por criar bien a tus hijos. Es posible incluso que todo lo que dieras por sentado sobre tu función como madre o padre, igual que yo di por sentada mi influencia en el sueño de mi hijo, resultara estar del todo equivocado.

Yo, personalmente, siempre he ido a ciegas con mis hijos, por mucho que conociera de primera mano las relaciones padre-hijo como psiquiatra. Mi madre fue una persona sobreprotectora, y yo siempre deseé tener unos padres accesibles, tranquilos. Por eso decidí ser el tipo de padre que ofreciera unos límites generosos a mis hijos y les permitiera equivocarse y aprender, y adquirir experiencias vitales. Pero ¿sabes qué? ¡Mi enfoque sobre la crianza de los hijos a veces rayaba en la negligencia!

En primaria, mi hijo mayor recibió un premio del director de la escuela. Durante un diluvio tuvo que volver de la escuela a casa con sus tres hermanos menores y un solo paraguas. Acabó calado hasta los huesos por cubrir con aquel único paraguas a sus hermanos; el director los vio y felicitó a mi hijo por su caballerosidad. Cuando me enteré de lo que había pasado, no cabía en mí de orgullo. Pero ¿sabes qué me dijo mi hijo? Que no había tenido otra opción, porque con sus padres trabajando, él era el único que podía cuidar de sus hermanos. Era un estudiante de primaria que debía de necesitar alguien en quien apoyarse y que lo mimaran, pero, desde un punto de vista emocional, se sentía como el patriarca, y eso era una carga muy pesada para él. En vez de dedicar un momento a comprender de verdad sus sentimientos, lo primero que hice fue felicitarlo por aquel reconocimiento. ¡Vaya padre inmaduro estaba hecho!

Pero ¿acaso podemos llegar a ser unos padres impecables? Todos los padres son novatos y acabarán por meter la pata en algún momento; es inevitable. Pero la buena noticia es que las decisiones que tomemos en relación con la crianza de nuestros hijos no los definirá como personas. Tienen libre albedrío. Sí, soy consciente de que quizá te cueste aceptarlo, pero tus hijos son los responsables de una parte importante de su crecimiento y del proceso de convertirse en quienes son, tanto como la ayuda que puedas proporcionarles tú para dar forma a las personas que llegarán a ser.

He aquí una verdad reconfortante: criar bien a tus hijos es mucho más simple de lo que parece. Tu única obligación es establecer y cuidar tu gran vínculo con ellos, y eso no dista tanto de cómo nos relacionamos con otras personas. Tan solo debes tratarlos con sinceridad y honestidad, ser una buena persona, en lugar de perseguir la imagen ideal del buen padre o madre que tengas en la cabeza. Si lo haces, tus hijos aprenderán a aceptarte tal como eres, con tus buenas cualidades y tus debilidades humanas. Construirán y desarrollarán su vida al máximo en torno a esa relación padre/madre-hijo que les ofreces.

Siempre que te rijas por estos principios, no veo necesidad en distinguir entre buenos y malos padres. En cierto sentido, en estas condiciones, no existen padres buenos ni malos, solo progenitores reales que lo hacen lo mejor posible.

CAPÍTULO 4

Conoce a tus padres

Un domingo, cuando mis hijos estaban en primaria, la familia entera estaba en casa relajándose y decidí esconderme una pequeña grabadora en el bolsillo para recoger conversaciones cotidianas. Cuando lo reproduje más tarde, me quedé atónito. Mis hijos hablaban mucho menos de lo que siempre había creído, ¿y sabes quién era la persona que no se callaba? Pues yo. Y, además, sonaba extremadamente mandón, nada que ver con mi yo psiquiatra. Durante el encuentro familiar, rechazaba con delicadeza las contribuciones de mis hijos con un vago «bueno, ya se verá». Sobra decir que no era más que una estratagema, porque yo ya había tomado una decisión y solo les pedía la opinión a los demás como mera formalidad. Pero como, por lo general, se producían pocas protestas, siempre me había considerado un padre muy democrático, y nada más lejos de la realidad, como me demostró la grabación.

Quizá sea por eso por lo que ahora mis hijos tienen la costumbre de prestar poca atención a lo que les digo. Entiendo sus motivos, pero no puedo evitar sentirme dolido. En la vejez, los padres empezamos a contenernos más. Nos preocupa que nuestros hijos, que ya están ocupados y alterados de por sí, tengan la sensación de que les damos órdenes o que nuestro interés se perciba como intromisión, o como que estamos metiendo las narices, en vez de quitarles parte de la carga. Por eso los padres mayores escogen con tanto cuidado sus palabras al hablar con sus hijos. Con razón terminamos sintiendo lástima y pena cuando esas palabras parecen entrarles por un oído y salirles por el otro.

Pero ¿qué podemos hacer al respecto? De niño, yo tampoco escuchaba a mi padre, y rara vez manteníamos conversaciones sinceras. Mi padre murió con cuarenta y nueve años, en medio de la guerra de Corea. La guerra provocó que nuestro exitoso negocio de fideos se fuera a la ruina de la noche a la mañana, y desde entonces la familia tuvo que mudarse de un estudio ruinoso a otro. Mi padre exhaló su último aliento en uno de esos cuchitriles.

Recuerdo a mi padre enfermo, perdiendo peso y debilitándose día tras día, pero nunca supimos qué lo aquejaba, porque se había requerido a todos los médicos en el frente. Yo en aquel momento iba al a la preparatoria, y conseguí un medicamento que esperábamos que lo ayudara, y le administré inyecciones en casa durante dos años hasta que murió. Se me salían las lágrimas cuando le ponía las inyecciones y contemplaba su cuerpo demacrado, cada día más frágil. Había sido un hombre de una salud de hierro, pero hacia el final de su vida se marchitaba con un dolor agonizante ante el más mínimo roce de la aguja. La angustia que sentí por él en lo peor de la enfermedad influyó, sin duda, en mi decisión de estudiar medicina.

Mi padre era un hombre de rígidos principios y reglas, que defendía como si le fuera la vida en ello. Cuando todavía era propietario de la fábrica de fideos, su negocio era tan floreciente que pudo permitirse dirigir otras fábricas que producían productos básicos. Quería expandir su negocio más allá de Daegu, donde vivíamos, a lo largo y ancho del país. Pero necesitaba permiso del gobernador general japonés de Corea para hacerlo realidad. Pasó por un sinfín de trámites complicados y solicitó la licencia, pero siempre se la rechazaban. En aquella época, tener los contactos adecuados, o que hablaran bien de ti, a menudo era más importante que los procedimientos o formalidades legales. Pero mi padre se negó a cruzar esa línea y depositó toda su confianza en las reglas que le habían enseñado a seguir. Mi tío, al haber vivido todo aquello, intervino un día y le dijo:

—Hermano, yo me encargo.

Al día siguiente se presentó con un permiso oficial. No sé qué hilos tuvo que mover, pero de seguro mi padre se quedó boquiabierto.

Por otro lado, mi madre era una gran luchadora. Insistió en terminar la preparatoria y convenció a su padre, que se oponía a ello. También defendió la polémica opinión de que el kimchi y la pasta de soya, comidas coreanas que se hacían en casa, debían producirse en las fábricas. Aquella idea desafiaba la antigua creencia de que aquellos básicos coreanos, al ser platos caseros, debían prepararse en casa. Pero mi madre no ignoraba la monumental cantidad de trabajo y esfuerzo que requería preparar aquellos alimentos en casa, ya que tanto el kimchi como la pasta de soya se preparaban una vez al año en grandes cantidades para que le duraran a la familia todo el año. Por ejemplo, para una familia de cuatro, se necesitaban treinta coles para preparar el kimchi, una tarea lo bastante considerable como para que se llevara a cabo en una fábrica, según su opinión.

En resumen, mi madre era una mujer avanzada a su tiempo. Quería hacer las cosas a su manera. Imagínate lo frustrante que debió de ser para ella vivir con un hombre como mi padre. Debido quizá a la tensión que generaban sus incompatibilidades, mi madre sufrió trastornos estomacales crónicos a lo largo de su matrimonio, y pasaba mucho tiempo postrada en la cama. En aquella época escaseaban los analgésicos, y algunas personas se veían obligadas a optar por la morfina, y mi madre no fue una excepción. Sin embargo, cuando mi padre falleció, ella se puso fuerte como un roble, y no mostró ningún síntoma de abstinencia de la morfina. Años más tarde, cuando yo ya era médico, comprendí que su enfermedad crónica probablemente se debiera al estrés que le provocaban los sacrificios constantes por contentar a mi padre.

Bajo la orientación de una madre así de firme, fui un estudiante modélico y siempre di por sentado que había heredado mi inflexibilidad, la aversión a saltarme cualquier tipo de regla, de mi padre. Solo tenía una hermana menor, y tuve que lidiar con mis propios defectos de personalidad y con la sobreprotección de mi madre, y a veces culpaba de todo a mi padre cuando me agobiaba. Incluso lo despreciaba como hombre por priorizar siempre su responsabilidad antes que sus deseos, por ser un ciudadano cualquiera que seguía con obediencia al rebaño y se dejaba llevar por la corriente.

Sin embargo, años después de su muerte descubrí algo sobre él. Siempre supe que había ido a la misma preparatoria que yo, el Instituto Kyungpook, pero entonces vi que no aparecía en los anuarios. Cuando investigué aquel misterio, me enteré de que se había graduado en otra preparatoria, en el Instituto Comercial Mokpo. No entendía nada. Con lo mal que estaba el transporte en aquel momento, ¿qué sentido tenía que se graduara en Mokpo, en otra provincia? Por lo visto, mi padre fue uno de los estudiantes que lideraron el Movimiento Primero de Marzo por la independencia de Corea, y la preparatoria expulsó a los participantes poco después, lo cual los obligó a buscarse una nueva escuela. Me quedé sin palabras. ¿Habían expulsado a mi padre, un maniático de las reglas?

¿Quién se habría imaginado que mi padre fuera un rebelde con tanto temperamento? ¿Y cómo es posible que ocultara esa parte de sí mismo durante la mitad de su vida? Aquel descubrimiento me devolvió un recuerdo sobre mi padre que había olvidado hacía mucho tiempo. Mi padre era un hombre, por lo general, afable y complaciente, pero hubo un día en que mostró su lado más rebelde. Cuando yo andaba de revoltoso, con solo seis años, estuve haciendo travesuras durante la solemne sesión matinal japonesa en la escuela y me gané unos azotes y que me llamaran *bullyeongseonin* (불령선인 / 不逞鮮人), un insulto discriminatorio que se usaba para referirse a los coreanos que no obedecían al gobierno japonés durante el régimen colonial.

Cuando mi padre se enteró de lo que había pasado, tiró mi mochila al patio principal, recogió mis libros de texto del pupitre y les prendió fuego. Me gritó que ni se me ocurriera volver a poner un pie en la escuela. Durante el tiempo que estuve fuera, las piernas me temblaban del *shock* ante aquel hombre que no se parecía en nada a mi padre. Mis tías tampoco sabían qué hacer, e intentaron calmarlo en vano. Luego, nadie comentó nada sobre lo ocurrido, y yo ni siquiera me atrevía a pensar en su arrebato. Por eso escondí ese recuerdo, hasta que descubrí lo de su expulsión.

Ahora entiendo que aquel arrebato fue el resultado de la frustración acumulada. Su ira por el régimen colonial japonés, el miedo que había desarrollado durante sus actividades por la independencia de Corea y la desesperación y vergüenza que lo embargaban desde que renunció a una vida de resistencia y escogió el camino fácil del ciudadano común. Todos esos sentimientos debieron de venirle de golpe a la cabeza cuando maltrataron a su hijo y lo tacharon de «coreano rebelde».

Mi mayor remordimiento al día de hoy es que nunca pude oír esas historias en boca de mi padre. Podría haberlo conocido y descubierto cuáles eran sus sueños, cómo le había fallado la vida y qué había aprendido durante el camino. Ingenuo como era de joven, me apresuré demasiado a condenarlo como un ciudadano dócil que no se atrevía a salirse de la norma, y nunca se me ocurrió investigar quién era en realidad. Me arrepiento profundamente.

Incluso mientras vivimos a la sombra que proyectan nuestros padres, rara vez descubrimos cómo llegaron a ser quienes son. Lo que pensamos que sabemos no es más que la punta del iceberg, y la mayoría de nosotros nos separamos de nuestros padres sin llegar a saber qué hay bajo la superficie del agua. ¿Cómo vamos a comprender bien nuestras vidas sin entender a nuestros padres? Sus historias vitales ocultan pistas fundamentales para comprender la nuestra. Cuando conseguimos ver a nuestros padres con historias secretas que compartir, podemos entender al fin partes de nosotros mismos que hemos heredado de ellos.

Te aseguro, querido lector, que en la historia vital de tus padres hay un camino de migajas hacia la tuya, pero solo lo descubrirás si prestas atención a las pistas e indicios y tratas de verdad de comprender sus perspectivas. Sé inquisitivo con tus progenitores. Deja los prejuicios a un lado un instante y escúchalos un poco más. Esto es un consejo sincero de un hijo ingenuo que no se dio cuenta de que no había llegado a conocer a su padre hasta mucho después de su muerte.

CAPÍTULO 5

Recuerda: el remordimiento solo engendra más remordimiento

Un día me visitó uno de mis exalumnos, que se había jubilado unos años atrás. Hay personas que padecen síntomas de la «enfermedad de la jubilación» con más gravedad que otras, y él parecía ser uno de los casos más severos. Tenía todo lo necesario para disfrutar de una vejez fantástica, pero se pasaba el día con ansiedad. Su cuerpo ya no respondía como antes, había perdido memoria y se sentía irrelevante en muchas de sus relaciones más importantes, ya que nadie lo escuchaba. Le dije que todo el mundo envejecía, como él, y que así era la vida, pero eso solo le empeoró la ansiedad.

¿Qué podía decirle para tranquilizarlo? Porque, a ver, en la vejez tienes mucho que perder. Tu cuerpo ya no está en su mejor momento. Hay académicos que incluso consideran el envejecimiento como un fenómeno patológico. En resumen, clasifican el envejecimiento como una enfermedad. Hasta las actividades más simples exigen mucho más esfuerzo ahora que tu cuerpo ha envejecido, y tu mente se ha embotado. Por tanto, ¿el envejecimiento tiene algo positivo? Déjame preguntarte algo: incluso con todos estos factores en tu contra, ¿no te parece una bendición que hayas conseguido asegurarte un plan de vida decente para después de la jubilación?

Intenté convencer a mi exalumno recordándole que tenía a su favor mucho más que otras personas. Había logrado fantásticos logros académicos, había ejercido de tutor de muchos colegas júniores excelentes que luego siguieron su estela y tenía los ahorros y la pensión necesarios para vivir cómodamente la vejez, así que partía de un punto mucho más ventajoso que mucha gente. De hecho, incluso tenía un trabajo temporal maravilloso y había estado dando charlas y ponencias en muchos lugares desde su jubilación. Pese a todo, seguía sin saber adónde se habían ido sus mejores años, y se le hacía un nudo en la garganta cuando pensaba en el futuro.

Aunque yo lo animaba a que fuera más optimista, entiendo esos amargos remordimientos sobre lo que podría haber hecho o sido. Y en la vejez, es posible que vivas con temor a la muerte. Pero eso no sirve de nada, claro. Por eso, querido lector, voy a compartir algunas de las tácticas para lidiar con la ansiedad en la vejez que me han resultado más efectivas.

Primero, acepta la vejez y ponte en modo «a pesar de eso». No te ilusiones si la gente te hace comentarios sin sentido como «no aparentas la edad que tienes». Aunque sea verdad, eso no significa que estés envejeciendo de forma distinta. Parecer joven y ser joven no son lo mismo. Sería una insensatez que insistieras en ser joven cuando todo lo demás indica lo contrario.

En la vejez hay muy pocas cosas a tu favor. Si dijeras que tienes más razones para estar triste y deprimido que de lo contrario, no podría rebatírtelo con convicción. Pero en el modo «a pesar de eso», no todo resulta ser tan malo. Sí, «a pesar» de que no tengas el cuerpo y la mente como antes, aún puedes ser una persona útil que contribuye a la sociedad. Te prometo que existe una misión para el resto de tu vida que todavía no has valorado.

El presente de cada persona es una suma de sus actos y decisiones pasadas. Todo el mundo acumula conocimiento y experiencia con los años. Sí, ese es un gran tesoro que aún debes reconocer, querido lector. Piénsalo y analiza si no estás menospreciando tus experiencias y logros vitales. Sean grandes o pequeños, todos los frutos de tu esfuerzo son valiosos. Si tú no los valoras, ¿cómo esperas que los demás respeten lo que has hecho con tu vida? Recuerda: acepta cómo ha cambiado tu realidad en la vejez, pero aprovecha también ese gran tesoro. Sí, seas quien seas, en la vejez dispones de un tesoro de experiencias y conocimientos valiosos que ofrecer al mundo, «a pesar» de todas tus desventajas.

Segundo, no te precipites, haz las cosas «bocado a bocado». Una vez que reconozcas tu tesoro, es momento de ponerlo en práctica. Que no te precipites no significa que debas estancarte. No compliques en exceso las cosas y actúa, pero recuerda lo del «bocado a bocado», incluso aunque creas que no tienes el tiempo de tu parte. Las cosas tienen que ir encajando en su sitio siguiendo el curso natural de los acontecimientos. Así que relájate y disfruta del proceso; ¡será divertido! En la vejez, es fundamental disfrutar del proceso en vez de obsesionarte con los resultados. Si de joven llevaste una vida competitiva, ¿no crees que mereces alguna recompensa? He aquí el secreto: la recompensa son las alegrías que puedes encontrar a lo largo del proceso de hacer las cosas «bocado a bocado».

Los beneficios del «bocado a bocado» se basan en un enfoque relajado de la vida. «Bocado a bocado», como una lluvia de abril que te empapa la chamarra. Tómate tu tiempo y disfrutarás del placer de descubrir en cada experiencia algo nuevo que antes no te había llamado la atención. Cuanto más a menudo encuentres algo nuevo en lo cotidiano, más alegrías te llevarás en la vida, y no dejarán de aumentar.

Tercero, no compares los réditos de tu vida con los de los demás. El cuadro *El ángelus* de Jean-François Millet captura un momento de plegaria por parte de una pareja de granjeros que observan una cesta de papas con una gratitud solemne al finalizar el día. Creo que ese cuadro representa la esencia de una vida ideal en la vejez. Esa aceptación serena de los réditos del año y un momento de profunda gratitud. La humildad de aceptar las cosas como son y agachar la cabeza ante el resultado de sus esfuerzos.

En la vejez, todos debemos aprender a aceptar la vida como se nos presenta y aprender a ser agradecidos. La paz y la satisfacción que se nos prometen en la vejez provienen únicamente de esa aceptación. Querido lector: no malgastes los años que te quedan aferrándote al pasado y preocupándote por el futuro. Deja de pensar: «Ojalá hubiera abonado más mi campo en primavera», «¿esta es toda la cosecha?» o «las cosechas de los demás parecen mejores que la mía», y en su lugar piensa cómo puedes aprovechar mejor lo que tienes ahora mismo.

Lo repetiré: lo mejor de la vejez es la libertad de que dispones, sin las responsabilidades ni obligaciones del pasado. ¿Cómo era tu vida antes de la jubilación? ¿No trabajaste como una mula para ganarte el pan, para ganar más? Apenas tuviste un momento para mirar a tu alrededor o echar la vista atrás en este mundo que siempre nos anima a rendir más con una tabla de puntuaciones que nos hace llevar encima. Una de las cosas que pueden decepcionarte en la vejez es que te arrepientas de los caminos que no has tomado. Pero tu vida después de la jubilación es un momento fantástico para emprender ese segundo viaje y disfrutar de una nueva sensación de libertad siguiendo tus instintos. Brillarás cuando no intentes ser otra persona. Aunque solo te quedara un día más en este mundo, es tu vida: puedes hacer y deshacer a tu antojo. En la vejez puedes poner en práctica todas las lecciones y teorías que quieras, pero te doy un consejo: es mejor si empiezas cuanto antes en la segunda mitad de tu vida. Nuestro futuro es tan importante como nuestro pasado, pero ninguno de los dos cuenta sin el presente. Tú eres el arquitecto de tu propia felicidad, y puedes empezar a diseñar los planos hoy mismo.

Un día, un buen amigo mío se quejaba de no haber vivido la vida a su manera. Cuando se encontraba en una encrucijada en la que debería haber seguido sus instintos, temía demasiado el cambio y siempre se dejaba llevar por la corriente por puro miedo. Y no es el único que se arrepiente de algo así, ni mucho menos. Es, de hecho, uno de los remordimientos más habituales que le oigo decir a la gente. Un médico amigo mío, que trabaja en un centro de cuidados paliativos, llevó a cabo una completa investigación entre sus pacientes y descubrió que el mayor remordimiento de todos era no haber obedecido a lo que les dictaba el corazón, quedando a mucha distancia los demás remordimientos, lo cual no es para nada sorprendente.

Siendo justos, los remordimientos suelen ser más insistentes que las alegrías, y por eso se quedan con nosotros mucho más tiempo. Poco importa cómo hayas vivido, ya que siempre echarás la vista atrás, pensarás en el camino que no tomaste y sentirás un arrepentimiento y una curiosidad inevitables. Pero ¿arrepentirse significa que has escogido mal? ¿Crees que un remordimiento anula todos los años que mi amigo vivió de la mejor manera posible y hace que toda su vida caiga en saco roto?

Todos nacemos con un temperamento inherente, en mayor o menor grado. Hasta los recién nacidos tienen distintos caracteres. Justo después del parto, un enfermero introduce un instrumento médico en la boca del recién nacido para eliminar partículas y asegurar la entrada del aire, y algunos bebés, sensibles por naturaleza, se echan a llorar, mientras que otros simplemente fruncen un poco el ceño.

Y, sin duda, todos queremos vivir de acuerdo con el temperamento con el que nacemos. La gente sensible no querrá estar en un entorno que la sobreestimule, mientras que la enérgica tal vez busque entornos dinámicos donde pueda expresarse a viva voz y con claridad. Pero no podemos escoger nuestros entornos, igual que tampoco escogemos a nuestros progenitores, nuestra etnia o nuestro país de nacimiento. Los entornos son algo que nos viene dado, algo a lo que debemos adaptarnos. En ese proceso de adaptación, todos y cada uno de nosotros damos forma a nuestra identidad y a un sentido más claro de nosotros mismos.

A veces tendrás que acatar lo que dicte el entorno y otras se te permitirá expresarte como eres y modificar dicho entorno, y todo eso contribuye al complejo producto final del yo. En resumen, la vida es una suma de todas las decisiones que has tomado, un equilibrio entre tu naturaleza y tus entornos.

Aunque te lamentes o bien pienses que se han cumplido tus expectativas, es tu vida. Sea como sea tu pasado, de seguro eres la única persona del mundo que ha recorrido ese camino. Tu vida es una obra de arte única que solo creas tú. Inimitable, pues no hay dos iguales. Trátala con el respeto que seguramente merece, y no la menosprecies solo por acallar los remordimientos que te atenazan el corazón. Querido lector, llega un momento en que debemos afrontar, aceptar y admirar nuestras vidas. Según cuentan, el día que Buda nació en los jardines de Lumbini, dijo: «En el universo, solo existo yo» (천상천하 유아독존 / 天上天下唯我獨尊). ¿Acaso no clamaba, para que todo el mundo lo oyera, que cada persona es única, irremplazable y literalmente singular en este planeta? Si tienes que aprenderte de memoria un aforismo, que sea este, y recuérdatelo día y noche.

El amigo del que he hablado se arrepiente de haber reprimido su auténtica naturaleza por miedo a lo que pensara la gente. Pero yo te planteo otra cuestión: ¿Crees que es fácil seguir al rebaño y llevar una vida ordinaria? Mi generación vivió de primera mano los altibajos de la historia coreana moderna, desde el gobierno colonial japonés y la independencia de Corea hasta la guerra de Corea y la consecuente división del país en dos. En un mundo en guerra y sometido a una pobreza brutal, la supervivencia era nuestra máxima prioridad. Nos preocupaba qué pondríamos en la mesa para la comida siguiente, y apenas teníamos capacidad de decisión sobre cómo ganarnos la vida. Los sacrificios individuales se daban por sentados, porque así era la época: una época de pocos medios y muchos sacrificios. Pero si has sobrevivido a algo así en buenas condiciones y tu familia está bien, ¿no es eso en sí una gran hazaña? Has construido esta vida desde cero, ¿no crees que mereces un cierto reconocimiento y elogio?

¿Sigues sintiendo remordimientos, querido lector? ¿Sigues pensando en ese camino que no has tomado? Lo que crees que te perdiste siempre te resultará mucho más evidente que lo que no. He aquí mi solución: toma ese camino ahora. Si siempre te has adaptado a tu entorno, ahora es el momento de que vivas en armonía con tu naturaleza. ¿No te lo he dicho aún? Una de las mejores cosas de la vejez es la libertad. Si las personas que dependen de ti ya han crecido y tienes una cierta estabilidad económica, ha llegado el momento de que sigas al fin tus instintos. En lugar de hundirte en recuerdos y arrepentimientos, la forma más productiva de lidiar con todo esto es empezar con lo que siempre quisiste probar en tu vida, en este mismo instante, bocado a bocado, día a día.

Dos expolíticos condecorados estaban sentados en el banco de un parque, lamentándose de su vida actual. Uno de ellos dijo:

—No hice caso de lo que me decía la gente, ¡y mira cómo acabé!

Y el otro respondió:

—Rayos, pues yo siempre me dejé llevar por los demás, ¡y mira cómo acabé!

La vida conlleva remordimientos, al margen de cómo hayas vivido. Incluso si has tenido una vida llena de éxitos y estás satisfecho, es posible que envidies la vida de otra persona por ser más única. Pero no dejes que el veneno del arrepentimiento domine tu vida. Acepta las decisiones que has tomado hasta ahora, porque tu vida es el resultado de haber vivido lo mejor que has podido.

Créeme cuando te digo que todos y cada uno de nosotros hemos pensado en algún momento: «¿Qué he hecho con mi vida?», o «¿He sido realmente quien ha dirigido mi vida?». Y la respuesta es que, hayas vivido de una u otra forma, independientemente de lo que haya pasado, sí has dirigido tu propia vida. Porque dirigir tu propia vida no significa que te satisfagan los resultados de esos pasitos que has dado en el camino de la vida, sino que los hayas llegado a dar por la razón que sea, hasta ahora; eso es irrefutable. Afronta la verdad de que tu vida ha sido, en efecto, decisión tuya, y así podrás avanzar hacia el mañana. Nadie vive dos vidas, y la que has elegido no ha estado tan mal, ¿verdad? Enorgullécete de eso.

TERCERA PARTE

Secretos para ser feliz siempre

CAPÍTULO 1

Resarcimiento

Tras más de cincuenta años dedicándome a la psiquiatría, he trabajado con decenas de miles de pacientes. Algunos acudían a mí con síntomas leves, y algunos con otros más graves que interferían en su vida diaria. Pero a diferencia de las afecciones físicas, las psicológicas no pueden diagnosticarse fácilmente a partir de síntomas visibles. Hay muchísimas variables en la vida del paciente que pueden haberse desarrollado hasta dar lugar a los síntomas presentes en un momento dado. Incluso tras un diagnóstico formal, siempre me devanaba los sesos para saber qué tratamiento era mejor para cada paciente. Los equipos modernos puede que sean la respuesta indiscutible para diagnosticar afecciones físicas y cómo pueden tratarse, pero, en el caso de las dolencias psicológicas, lleva mucho tiempo descubrir si un tratamiento está funcionando o no. Y ese proceso siempre conlleva soledad y muchos obstáculos, sin excepción.

En esencia, todos los médicos trabajan con la vida y con la muerte; por eso, la presión que sienten con su trabajo es inenarrable. En otras profesiones es posible que puedas resarcirte después de cometer un error, pero el error de un médico puede costar una vida, y eso es irreversible. Ocurre, como es natural, que nos acordamos de algunos de nuestros pacientes mucho después de atenderlos, y cargamos con un profundo remordimiento por no haber podido tomar una decisión distinta, por no haber lidiado mejor con la situación y por no haberlos salvado.

Yo me acuerdo mucho de varios pacientes. Cuando era médico militar, una persona a la que había examinado unos años atrás se presentó en mi consultorio un día. A simple vista supe que estaba grave. Pero en el diagnóstico que le había dado como aprendiz incluí la sospecha de que se hubiera inventado un problema de salud. Sigue pasando, pero en su momento teníamos muchos casos de «desertores» que fingían enfermedades serias para que no los reclutaran en el ejército. Sentía una honda punzada de arrepentimiento. No debería haber sacado conclusiones precipitadas y debería haber llevado a cabo pruebas adicionales para corroborar mi diagnóstico. Me partió el corazón pensar en los años que había tenido que pasar aquel joven en el ejército, afrontando dificultades y sospechas, por culpa de mi diagnóstico insustancial.

Una vez traté a una paciente internada con depresión clínica que me pidió si podía pasar una noche fuera. Como era una buena paciente que se había esforzado mucho durante años, y sus síntomas ya eran mucho más leves, le permití pasar una noche fuera del pabellón. Huelga decir que no me olvidé de explicar a sus abuelos los posibles riesgos cuando fueron a recogerla, y las reglas que debían tener presentes en casa. Justo después de que se fueran, recibí una llamada telefónica de su madre, que en aquel momento estaba de viaje en el campo. La noche anterior había tenido una pesadilla, y me suplicó que no aprobara el permiso de su hija. Yo la tranquilicé: «No se preocupe. Como médico, siempre tomo las decisiones que más convienen a los pacientes». Pero esa noche mi paciente saltó desde la ventana de su departamento y murió.

Desde su muerte, he cargado con una culpa y un arrepentimiento inefables. No dejo de pensar que debería haberle hecho caso a la madre de la paciente. Y lo que le dije aquella noche sigue clavado en mi corazón como una daga afilada, como una herida supurante.

Los remordimientos son, en cierto modo, una condena autoimpuesta. Aunque no existiera ningún tipo de responsabilidad legal, ni quejas formales por parte de mi paciente fallecida o su tutora, yo me condené a un castigo bien merecido según mi propio juicio moral interno. Me he castigado con años y años de remordimientos dolorosos.

Una vida sin remordimientos puede parecer fantástica, pero, por desgracia, una vida tan impecable no es siquiera una posibilidad real. Claro que todos podemos evitar causar daños de manera intencionada, pero estamos muy lejos de ser deidades omniscientes; no podemos evitar cometer errores, por mucho que nos esforcemos. En realidad, incluso en esos actos de los que tanto me arrepiento no había intención alguna de hacer daño a nadie. Me pregunto cuánto daño no intencionado habré causado en mi vida y cuántos errores habré cometido sin saberlo. La lista sería interminable si contáramos todo el mal que habré hecho sin pensarlo demasiado, o incluso sin ser consciente de ello.

Mi buen amigo Rajbhandari, un médico nepalí, me llevó una vez a hacer senderismo a Kalinchowk, una montaña en Nepal. Ascendimos por cientos de escalones hasta la cima de la montaña, donde se erige un templo hindú. Meditamos un poco y decidimos bajar por el otro lado, por donde había también cientos de escalones, igual que para subir al templo. Antes de dar el primer paso, Rajbhandari me preguntó:

—Doctor Rhee, ¿ha pecado alguna vez?

Vacilé un instante. Como no se me ocurría ni una sola vez en que hubiera querido hacerle daño a nadie, respondí:

—Creo que no...

—Se dice que a los pecadores se les maldecirá cuando bajen estas escaleras.

Durante el camino de vuelta, las piernas me temblaban y estaba rígido. Rajbhandari acabó echándose a reír y me confesó que era una broma. Pero, broma o no, estuve sudando durante todo el descenso, a la vista de todo el mundo.

Sí, debo de haber pecado, aunque no haya sido consciente de ello. Piensa en ello un momento. La vida en sí misma es un proceso de intercambio. Incluso aquellos que afirman no deberle nada a nadie, deben su propia existencia a este mundo. Para empezar, ¿de dónde sale el agua, la comida o el aire que necesitamos para vivir? Les debemos estos sustentos a otras formas de vida del planeta. ¿Cuántas vidas se han sacrificado y arruinado por nuestra supervivencia? Nuestro destino como seres humanos es hacer daño a algo o a alguien por el mero hecho de existir. ¿Cómo voy a afirmar que no he pecado?

Los nepalíes establecen la esperanza de vida promedio en los cien años, que dividen en cuatro etapas de veinticinco años cada una. La primera etapa va del nacimiento a los veinticinco años, durante los cuales crecemos y aprendemos. La segunda etapa va de los veintiséis a los cincuenta, durante la cual pones en práctica lo que has aprendido en la primera fase. La tercera etapa va de los cincuenta y uno a los setenta y cinco, durante la cual debes resarcirte. La cuarta etapa va de los setenta y seis a los cien años, durante la cual debes liberarte de todas las cuestiones terrenales. Ya llegaremos a esa cuarta etapa, pero de momento centrémonos en el resarcimiento. ¿Por qué los nepalíes incluyen los remordimientos en esta tercera etapa vital cuando idealmente deberías pasar el poco tiempo que puedas tener disfrutando del fruto de tu trabajo, de tu paz mental?

Te lo explico. Erik Erikson, el influyente psicoanalista del siglo XX, identificaba ocho etapas de desarrollo psicosocial que todas las personas debían recorrer a lo largo de su vida. La última de estas ocho etapas tiene lugar hacia el final de la vida adulta, a partir de los sesenta y cinco años, y destaca la importancia de la integridad del ego. La integridad del ego se consigue siendo capaz de aceptar tu vida tal y como es y fue, con sus cosas buenas y sus cosas malas. Es decir, Erikson defiende una actitud saludable y positiva con la que evaluar tu vida cuando echas la vista atrás a esa edad, a pesar de los errores y el daño que puedas haber causado. Sí, igual que los nepalíes. Solo cuando alcanzamos la integridad del ego podemos afrontar el final de nuestras vidas con paz y no sucumbir a la desesperación más absoluta. Alcanzamos el verdadero sentido de la libertad.

Por eso todos debemos arrepentirnos en la vejez. No deberías limitarte a enumerar tus errores pasados, sino echar la vista atrás y buscar en tu vida todo el daño inintencionado que puedas haber causado, todas las personas a las que puedas haber herido sin saberlo, e incluso los pecados que puedas haber cometido sin haberle dado demasiadas vueltas. Asimismo, toda la vergüenza y los remordimientos que hayas reprimido, porque también forman parte de tu vida. Aceptarlo todo es un primer paso crucial para pasar tus últimos días en un estado de felicidad absoluta.

CAPÍTULO 2

La alegría del perdón

Un día, una mujer de mediana edad vino a una sesión de terapia. Me contó que su suegra se estaba muriendo, pero que no era capaz de perdonarla por todo lo que le había hecho pasar cuando estaba recién casada. De hecho, llegaba al punto de afirmar que aún temblaba de ira al ver el rostro macilento de su suegra acostada en su lecho de muerte, pues le venían a la cabeza todos los recuerdos como si hubiera sido ayer. Intentaba calmarse repitiéndose: «Trátala bien, no le queda mucho en este mundo». Sin embargo, al ver a su suegra, seguía notando un nudo de ira en el estómago y se le cerraba la garganta. Su congoja emocional se le reflejaba en el cuerpo de una forma más que evidente.

Como psiquiatra, he conocido a muchas personas con el corazón roto: personas con progenitores que han abusado emocional o económicamente de ellas; cónyuges infieles; socios empresariales que les habían robado y habían desaparecido; familiares políticos que resultaban ser unos abusivos explotadores... Quienquiera que fuera el causante de sus males, todas las víctimas habían sufrido mucho. Todas se quejaban del sentimiento de rencor e ira que las atenazaba y les oprimía el corazón. Y, créeme, no se consigue nada hablándoles del perdón a esos pacientes. Hay quien se apresura a decirles: «¿Por qué sigues sufriendo? Ya ha pasado mucho tiempo, déjalo estar». Pero eso es como echar sal en la herida. Sí, puede que hablen de humillaciones del pasado, pero su sufrimiento está muy presente.

El perdón, cuando menos, no es nada fácil. A menudo, la persona a la que guardas rencor es alguien cercano. Es difícil sentirse tan dolido con alguien de quien puedes alejarte sin más problema. El daño que te hace alguien a quien ves todos los días, a veces alguien que incluso te quiere, siempre será más profundo. Muchas veces nos encontramos en una relación de amor-odio con esa persona imperdonable. Es difícil romper de raíz con una relación así, y, de hecho, es posible que acabes haciéndote daño a ti mismo.

Y la situación es aún peor cuando las personas que han infligido tanto daño ni siquiera son conscientes de ello ni lo reconocen. Para ellas, son cosas del pasado. Incluso aunque se disculpen, pocas veces se lo toman en serio. O lo que es peor: puede que nunca lleguen a ofrecer ningún tipo de disculpa. Es posible que hasta reaccionen con indiferencia y te culpen por guardarles rencor. Este tipo de descaro provoca todavía más a las personas dolidas. Para quienes han infligido daño, la vida sigue su curso normal, mientras que las víctimas terminan cargando con la losa del perdón.

Por eso el perdón no es una cuestión sencilla. Las religiones y los profetas siempre han enfatizado la importancia del perdón, pero, de hecho, perdonar es extremadamente complicado. Sin embargo, debes perdonar en algún momento. De lo contrario, serás el único que seguirá viviendo en ese infierno de rencor, aún dolido, sin final a la vista. Si mi paciente no perdonaba a ese familiar cruel, sería ella, y no su suegra, quien seguiría sufriendo. Por eso, el perdón es una decisión que tomamos por nuestro bien. Parafraseando un refrán budista, el rencor es como un carbón al rojo vivo que sostienes en la mano para arrojárselo a otra persona, pero eres tú quien termina quemándose.

Esa quemazón del rencor no siempre te lleva a tomar acciones ni a vengarte de la persona que te ha hecho daño. A veces es un fuego que te consume a ti y a tu vida, sin dejar ni rastro. Por eso, aunque no sea fácil, debes aprender a desprenderte del rencor. No debes perder la vida, corta como es, y tus limitadas energías odiando a otra persona. Pase lo que pase, la vida se basa en la felicidad. Si quieres ser libre para perseguir esa felicidad, debes afrontar ahora mismo la cuestión del perdón. Debes aprender a perdonar.

No obstante, no es ni mucho menos algo que se pueda lograr de un día para otro. Aunque empieces a sentirte mejor, puede que un instante más tarde te embargue la ira, e incluso cuando parezca que te lo has quitado de la cabeza por completo, es posible que de repente te encuentres temblando de ira otra vez. Por eso no conviene apresurarse. Perdona poco a poco, todo lo que puedas de una vez. Si has decidido perdonar a alguien, te recomiendo seguir estos tres pasos.

Primero, toma distancia. Cuanto más rencor sientas, más desearás que se disculpen. Pero es poco habitual que el culpable se arrodille y suplique tu perdón. Quítate de la cabeza la idea de que perdonarás solo si te piden disculpas. Incluso olvídate de la decisión del perdón en sí, y distánciate por completo del rencor. Mantén lejos el recuerdo que te hace tanto daño, mostrándole una decidida indiferencia. Primero debes dejar de esperar la disculpa para protegerte de ese sentimiento de rencor tóxico.

Hay quien preguntaría qué hacer si tienes que ver al culpable todos los días. Es evidente que lo más fácil sería cortar el contacto por completo, pero es mucho más importante que te distancies psicológicamente del recuerdo doloroso. Como dice un refrán que oí una vez: «Guardar rencor es como que te pique hasta la muerte una sola abeja». El rencor aumenta cuando te recuerdas sin descanso el dolor y conviertes las heridas del pasado en tu presente. Mi paciente sentía todo el daño que le había hecho su suegra como si hubiera ocurrido el día anterior. En ese círculo vicioso del rencor, tú eres la única persona que acaba sufriendo, una y otra vez. Centra el perdón en ti, y no en el culpable. Toma la decisión de poner esa distancia crucial entre el rencor que te quema y tú, pensando solo en tu bien, y no en el de la otra persona. Ese es el primer paso que debes dar para poder perdonar.

Segundo, cuando hayas puesto tierra de por medio y te sea más fácil reflexionar, intenta analizar el trauma desde otra perspectiva. Cuando puedas poner distancia entre el recuerdo doloroso y tú, tendrás más espacio para volver a analizarlo y comprenderlo. Esto no significa, ni mucho menos, que el daño que te hizo esa persona desaparezca mágicamente cuando entiendas su punto de vista, pero el hecho de perdonar sin olvidar solo es posible cuando entiendas por qué te hizo daño.

Tercero, perdónate a ti mismo. Déjame que te cuente una historia de mi juventud. Solía visitar a un antiguo profesor durante las fiestas en Corea, y con lo limitada que era mi economía en aquel momento, me costaba encontrar un regalo decente que llevarle. Como no podía permitirme regalos caros de los grandes almacenes, quería obsequiarle al menos con algo meditado. Fue entonces cuando se me ocurrió lo de las manzanas. Fui a un manzanar a las afueras de la ciudad, tomé las mejores manzanas que encontré y me presenté en casa de mi profesor con una cesta de bambú llena. Mi profesor me recibió con los brazos abiertos y aceptó de buen grado el regalo. Luego, una semana más tarde, tuve ocasión de visitar otra vez su casa, y vi mi cesta en un rincón del salón. Al verme contemplando la cesta, la mujer de mi profesor me dijo con una sonrisa en la cara:

—Ah, es que se ve que todavía hay pueblerinos con gustos anticuados para los regalos.

Sus palabras me atravesaron el corazón como una flecha envenenada. Después de aquello, no volví a preparar ningún regalo cuando visitaba a mi profesor. Les guardaba rencor por haberme humillado a pesar de mis buenas intenciones. En aquel momento, humillado y dolido como estaba, pensaba que no había nada que excusara su comportamiento. No me veía capaz de perdonar de verdad a la mujer de mi profesor. Cuando la veía, me venía siempre a la cabeza el momento con la cesta.

Pero ahora, con tantos años y tanta experiencia a mis espaldas, me pregunto si realmente era algo que me correspondiera a mí perdonar. Cuando era joven existía una clara línea entre mis faltas y las de los demás, entre lo que yo debía perdonar a otras personas y todo aquello por lo que los demás esperaban que yo me disculpara, pero a medida que me hacía mayor, la línea se fue difuminando cada vez más. ¿Quién perdona a quién? Déjame que me perdone. Si no perdono primero a mi yo resentido y enojado, ¿quién me perdonará por mis errores?

Echando la vista atrás, entiendo que la esposa de mi profesor solo estaba siendo sincera, y yo me lo tomé como algo personal. Al perdonarme, lo que pretendo es perdonarme por haber tenido la mente tan cerrada y haber distorsionado las palabras honestas de la esposa de mi profesor hasta convertirlas en un ataque personal, y por haberle guardado rencor durante tantísimo tiempo solo por aquel incidente. Solo entonces pude liberarme del trauma de mis «anticuadas manzanas». Si lo hubiera hecho antes, me habría sentido mucho más libre. Me arrepentí de haber perdido un tiempo que podría haber dedicado a disfrutar de una mejor relación con mi profesor y su esposa.

Perdonar a los demás es solo la mitad del camino. Perdonarme a mí mismo es el perdón innegable y completo. Y un perdón completo lleva a la liberación, la liberación de los rencores que solo te aprisionaban a ti. En *Guerra y paz*, Tolstói escribió: «Si crees que alguien te ha faltado, ¡olvídalo y perdona! Y entonces conocerás la felicidad del perdón. No tenemos derecho a castigar a nadie».

¿Por qué no te decides a perdonar a la persona que te hizo daño? Quizá todavía no estés preparado, pero dale tiempo. Pon distancia, reflexiona y vuelve a afrontarlo. Solo cuando te liberes del rencor, podrás estar en paz con tu vida. En la vejez, caes en la cuenta de que el perdón es una tarea que no puedes posponer para siempre.

CAPÍTULO 3

No es tan difícil encontrar una buena compañía

En Chuncheon, Corea del Sur, hay un lugar llamado La Casita Incómoda. Y vaya si es incómoda: para llegar a esta casita, ubicada en un hondo valle, tienes que ir en un autobús que pasa tres veces al día, el único medio de transporte de la zona. No tiene plomería y el agua caliente está más que descartada, así que no te queda otra que lavarte deprisa en el arroyo que hay fuera. La cocina es rudimentaria y el jabón para platos está terminantemente prohibido, de modo que ya puedes acostumbrarte a las papas hervidas, pues conformarán la mayoría de las comidas que hagas allí. Si tienes que hacer tus necesidades, hay una cuidada letrina en la que debes echar ceniza y aserrín cuando terminas, para contribuir al proceso de compostaje natural. No hay tiendas cercanas, y la casita no cuenta con televisión ni radio.

Esta casita la levantó Choi Sung Gak, escritor y ecologista, con su organización Laboratorio de la Paz Natural. Abrió esta casita para darnos a los urbanitas la oportunidad de contemplar nuestro estilo de vida moderno derrochador e irreflexivo. A cambio de estas incomodidades, los huéspedes pueden disfrutar de regalos valiosísimos durante su estancia: el trino de los pájaros, la melodía del arroyo que fluye por allí, los insectos voladores y bichitos de la hierba, las flores silvestres como lirios o margaritas, y la quietud y el ambiente reconfortante que una ciudad no puede ofrecer.

Conocí a Choi en 1999, cuando fundó una organización ecologista llamada Mundo de las Flores. Cuando se mudó a Chuncheon, me enteré pronto de que había abierto La Casita Incómoda y la visité con mi hijo. Era un lugar acogedor y agradable, con el toque romántico del novelista. Tras pasar la noche allí, no dejaba de pensar en la casita y, finalmente, un día de otoño unos años más tarde, le solicité una reservación por correo electrónico. Le dije que lo visitaríamos un hombre de ochenta y tantos, otro de setenta y tantos, y otro de sesenta y tantos, y él me respondió: «Tres almas viejas, apuntado».

Y yo le contesté: «De almas viejas nada, si acaso tres muchachos reflexivos de corazón».

Los otros dos muchachos de corazón, sin contarme a mí, eran Park Jong Rock, un excompañero de cuando yo cursaba Estudios Culturales en la Universidad Cyber de Corea. Era conocido por su diligencia y su dedicación entregada al crecimiento de las comunidades provinciales. Y el otro era Ban Eul Seok, que había llevado a una de mis presentaciones literarias un ejemplar de mi primer libro lleno de notas rigurosas, y me había invitado a debates apasionados sobre la vida varias veces. Tras haber estado trabajando fuera del país durante mucho tiempo, el señor Ban se había jubilado y llevaba una vida tranquila en Corea con su mujer.

Los tres nos hicimos buenos amigos tras un viaje que hicimos juntos a Nepal, en 2015. Nuestra filosofía de vida era: «Aunque muramos mañana, la vida debería ser divertida, y según nuestras propias reglas», y siempre invitábamos a los otros a lo que fuera que tuviéramos entre manos. Nuestro deseo de conservar la curiosidad y la emoción sobre la vida estrechó tanto nuestra relación que empezamos a llamarnos «muchachos» en broma. Para guardar un poco las apariencias, también añadíamos el adjetivo *reflexivos*, porque nos representaba.

Planeamos un viaje de tres días a La Casita Incómoda. Igual que los jóvenes de hoy día, pagamos a partes iguales los gastos del viaje, en lugar de ceñirnos a la costumbre coreana de que el más anciano y el que goza de mayor estabilidad económica se encargue de pagarlo todo. No era algo a lo que estuviéramos acostumbrados, pero al ser viejos, también es divertido comportarse como la juventud de vez en cuando. La primera parada fue un restaurante de pollo frito picante que nos había recomendado encarecidamente Choi Sung Gak. Nos enamoramos de la persona que lo atendía. Sin que se lo pidiéramos, se apresuraba a servirnos más acompañamientos antes de que se nos acabaran. Cualquiera que entrara en el restaurante veía que aquella persona se preocupaba mucho por su negocio. En la pared ponía que hacían entregas por todo el país. Tenía un conocido, cuidador con licencia, que estaba haciendo tareas de voluntariado en una residencia cercana. Pedí que le mandaran a casa cinco raciones de pollo frito, con la esperanza de sorprenderlo, y para agradecer la hospitalidad de la persona que atendía el restaurante.

Llegamos a La Casita Incómoda de noche, y charlamos con el señor Choi hasta entrada la madrugada. ¡Qué lujo poder descansar de las rutinas diarias de la ciudad y relajarnos! Contamos las estrellas y hablamos como niños. Como dijo el propio señor Choi: «Esta casita es un lugar hecho de poemas». Aquella noche fue una dosis de poesía en sí misma.

A la mañana siguiente partimos hacia Goseong, pero primero paramos en el Museo Nacional de la Montaña en Sokcho. El comisario nos dio una visita guiada, y el museo resultó ser un lugar fascinante. Pero también me pareció que le faltaban artefactos que mostraran la larga historia del senderismo en Corea del Sur, a diferencia de los museos de la montaña extranjeros en que se exponen viejos registros y recuerdos de montañistas famosos. Le pregunté al comisario si podría donar algunos objetos personales, aunque no fueran de mucho valor. Se trataba más que nada de una fotografía que me había hecho con sir Edmund Hillary, el primer hombre que alcanzó la cima del Everest, y su autógrafo, y la piedra que Nam Sun Woo, un legendario montañista coreano, se llevó como recuerdo cuando ascendió solo hasta la cima del Everest, así como una flor de las nieves seca de Khumbu que me había regalado el sherpa nepalí Ang Dorje. El comisario aceptó de buena gana las donaciones, pues entendió que yo tenía la esperanza de que aquella humilde contribución fuera el principio de una colección creciente de recuerdos en el museo.

De camino a casa después de aquel viaje de tres días, me llegó un mensaje de mi conocido en el que me daba las gracias por el pollo frito. Pero en realidad era yo quien debía darle las gracias. Qué suerte tenía de contar con todas aquellas personas en mi vida, y que eso mismo hubiera hecho que el viaje fuera inolvidable. El señor Choi construyó una casita en la que podía venerar a la madre naturaleza a voluntad, y gracias a los otros dos muchachos de corazón, disfruté de un viaje memorable y fantástico. ¿Y qué me dices de la persona que atendía el restaurante de pollo frito? Gracias a su excelente comida y gran servicio, tuve la oportunidad de mandar un regalo sorpresa a mi conocido y compartir otro momento de felicidad. Y no nos olvidemos del comisario del museo, que no se tomó mal lo de las donaciones y añadió mis objetos personales a su colección, con mucha generosidad por su parte. Yo no hice más que invitar a dos personas al viaje, y aun así se me recompensó con una alegría mucho mayor de la que esperaba que me produjera aquella pequeña acción. Tengo mucho que agradecer, ¿no te parece?

Y tú dirás: ¿por qué me cuentas esta historia? Pues para demostrarte que a medida que envejeces, deberías esforzarte por ser una persona sociable en vez de solitaria, ya sea viajando, estudiando o haciendo tareas de voluntariado. A medida que tu vida diaria se vuelve más mundana, el abanico de actividades se reduce y tus relaciones sociales se vuelven más escasas que en tu juventud. ¿Qué es lo más difícil de la vejez? Yo diría que el aislamiento social. Para poder curarnos de la enfermedad de la soledad, debes buscar buena compañía. ¿Y cómo se hace eso? Lo más fácil es pasar tiempo haciendo algo con otras personas. ¿Quieres hacer un viaje? Primero, devánate los sesos hasta dar con un destino maravilloso para una escapada. Si el destino es fantástico, se te unirán de forma natural compañeros de viaje afines a ti. Y cuando te devanes de verdad los sesos, de seguro te vendrán a la cabeza uno o dos nombres en todo el país que puedas invitar al viaje. Que no te dé vergüenza; ponte en contacto con ellos. Empieza por algo sencillo. Si te ha gustado mucho una comida, compártela con otra persona otro día. Por muy trivial que parezca, el acto de compartir es lo que importa. ¿Quién rechazaría a alguien tan atento y afectuoso?

Hay personas que me envidian porque dan por sentado que formo parte de muchos grupos sociales y que tengo incontables amistades. Parece que muchos me confunden con una persona sociable que no tiene problemas para conectar con la gente. Dan por sentado que tengo toda mi vida en orden y una personalidad que atrae a la gente como un imán, a diestra y siniestra, sin demasiado esfuerzo por mi parte. Lo cierto es que suelo ser el primero en romper el hielo. Mi secreto es no complicarse, ser humilde. Cuando les das demasiadas vueltas a las cosas y te esfuerzas en exceso, vacilas a la hora de entrar en acción. Comparte lo que puedas en un momento dado, ya sea un plato de buena comida o recuerdos históricos, e invita a la gente a que forme parte de lo que sea que te cautive, igual que yo invité a mis amigos a aquel viaje. De esta forma no se presiona a nadie, y ese tipo de interacciones acabarán inclinándose mucho más a tu favor. Cuando no hay presiones, es más probable que el primer encuentro se convierta a la larga en una relación estrecha. Esta filosofía, aparentemente insignificante, es lo que me ha permitido seguir forjando y disfrutando de relaciones maravillosas incluso en la vejez.

No hay un momento perfecto para conectar con alguien, ni tampoco habrá siempre algo ideal que compartir. La mejor forma de conectar es compartir este mismo instante, ahora mismo, y hacer juntos lo que estuvieras a punto de hacer. Compartir es la mejor forma de tener a la gente cerca. Antes de quejarte de la soledad, devánate los sesos primero, porque te prometo que siempre habrá una o dos personas en quien podrás apoyarte en momentos de soledad si te esfuerzas lo suficiente. No le des demasiadas vueltas. Invítalas sin rodeos. Un simple gesto como ese a menudo puede darte unas alegrías que no se pueden describir con palabras.

CAPÍTULO 4

Encuentra tu refugio

Ya hace treinta y ocho años que Rajbhandari y yo somos buenos amigos. Cuando nos conocimos, Rajbhandari presidía la Asociación Nepalí de Epilepsia (NEA) y me pidió ayuda para afrontar un problema de escasez de medicamentos antiepilépticos. Fue entonces cuando empecé a donar medicamentos a Nepal, y él fue la razón por la que fundé el grupo oficial de voluntariado, con sede en el Hospital Universitario Ewha, y empecé a organizar actividades de voluntariado anuales en Nepal.

Ahora que ya soy mayor, he pasado el relevo; los que en su día fueron mis compañeros principiantes se han encargado de organizar el viaje anual a Nepal, pero he estado en contacto con Rajbhandari en todo momento. El año pasado me escribió para darme buenas noticias: durante los años que hace que nos conocemos se ha mostrado un fiel practicante de la meditación, y al fin logró alcanzar el más alto nivel en la formación de meditación.

El día que nos conocimos me recomendó que meditara. Me dijo que solo con que el 1% de la población mundial meditara habitualmente, viviríamos en un mundo mucho más pacífico. Para encontrar mi equilibrio interior, seguí su ejemplo y probé distintos tipos de meditación, desde el estilo con las piernas cruzadas hasta uno basado en dar saltos. Los momentos que compartí con él haciendo senderismo, rezando en templos y meditando siguen siendo, al día de hoy, de los más enriquecedores de mi vida.

Como psiquiatra en Corea del Sur, siempre he llevado una vida muy agitada. Solía afectarme mucho oír a mis pacientes articular su dolor. Nuestra competitiva sociedad moderna apenas nos permite recordar o echar la vista atrás. Mi generación, en concreto, ya estaba lo bastante ocupada intentando no quedarse atrás. Sobra decir que de vez en cuando me sentía vacío y exhausto. Pero la realidad siempre conseguía volver a sumirme en la misma rutina frenética. Lo que descubrí en Nepal fue el lujo de un corazón ligero. Rodeado por el Himalaya, me deleité con la generosidad de los nepalíes, que me enseñaron que a veces hay que dar un paso atrás y relajarse. Pude desconectar de verdad. Supongo que por eso, cuando regresaba de mis viajes a Nepal, la gente no paraba de decirme que me notaba distinto. Y yo no podía estar más de acuerdo. Sin Nepal, mi hogar espiritual, me habría desgastado mucho antes de la jubilación.

Un día, en Nepal, Rajbhandari y yo pasamos frente a una estatua de Bhairava en la plaza Durbar de Katmandú. La gente dejaba dinero en la estatua y presentaba sus respetos juntando las manos. En cuanto terminaban de rezar, los niños acudían corriendo a la estatua a recoger las monedas. Pero los adoradores se iban como si no hubiera pasado nada, a pesar de que claramente no les pasaba por alto. Me dejó perplejo aquella reacción tranquila ante un comportamiento tan irrespetuoso, y le pregunté a Rajbhandari si se me escapaba alguna cosa. Él respondió:

—Los adoradores dedican esas monedas al dios. Las monedas pertenecen ahora a Bhairava, no a ellos.

Lo que quería decir era que las monedas que dejaban en sus manos ya no les incumbían, y que lo que le ocurriera al dinero a partir de entonces era cosa del dios. Ante esas sabias palabras, pasó ante mis ojos una escena del pasado.

En Corea, el día del aniversario de Buda, visité una vez el templo Gwanchoksa en Nonsan. Los adoradores formaban una larga fila frente a la estatua del Buda Maitreya para presentarle una ofrenda de luz. Una señora de mediana edad contribuyó con una vela especialmente grande, y no dejaba paso a la persona siguiente. Cuando hay ese tipo de multitudes, la costumbre es que el adorador se eche a un lado educadamente justo después de presentar su ofrenda, pero aquella señora no se movía. Seguí observándola y vi a una monja budista que se acercó para aprovechar la vela de la señora para encender la suya, y la señora le espetó a la monja que ni se le ocurriera tocar la vela. Parecía creer que la monja, al haber rozado la llama, le había robado la buena suerte.

En la sociedad moderna, a menudo nos encontramos con que hasta la cultura del tributo y la adoración se ha convertido en algo competitivo que, sin duda, nos deja un sabor amargo en la boca. Pero Nepal me marcó por su perspectiva sobre la adoración y el tributo. Los nepalíes jamás dejaban de cuestionarse qué era lo que de verdad les pertenecía, y estaban siempre atentos a la agonía y a los conflictos innecesarios que una mentalidad codiciosa podía implicar. Gracias a ese punto de vista nepalí, durante mis estancias en el país aprendí a contener mi molesta codicia, que hasta entonces había campado a sus anchas. Gracias a mi entrenamiento de la meditación, también pude controlar mucho mejor mis impulsos egoístas al regresar a Corea.

Hace seis años, en Nepal, visité Dolka por primera vez en veinte años. Esa aldea de montaña es el lugar que nuestro grupo de voluntariado eligió como primer destino, y por aquel entonces era un lugar remoto y despoblado. Al final del día solía subir al Kalinchowk. A medio camino de la montaña había una cabaña donde meditaba un yogui, y en la cima, un templo budista sin nadie que lo atendiera. Mientras subía por la montaña envuelto por ese silencio sublime y puro, siempre me sentí en brazos de un dios, y cada paso que daba era una suerte de meditación.

Pero Dolka había crecido mucho más de lo que habría sido capaz de imaginar durante los veinte años que habían pasado desde mi última visita. Ahora había una carretera pavimentada que conducía directamente al pie del Kalinchowk y por la que podía pasar un vehículo pequeño. El trayecto que antes costaba días enteros, ahora podías hacerlo en unas pocas horas. Por eso cambié mi plan de alojarme en el pueblo y conduje hacia la montaña. Donde antes había estado la cabaña del yogui, ahora veía un conjunto de casas que servían como alojamiento y cafeterías. Kalinchowk se había convertido en una exitosa atracción turística. Era un mundo totalmente distinto.

Con todo, el entorno apenas había cambiado: las plantas y las flores que bordeaban la carretera, los sonidos de la fauna salvaje lejana y cercana, el cielo azul, el viento y la quietud. Encontré el lugar en el que solía meditar veinte años atrás y armé una pequeña tienda. Tal vez había cambiado la sociedad, pero la esencia del Himalaya seguía intacta. Me permití descansar un tiempo allí para afrontar la ansiedad, el miedo, la ira y el vacío que me carcomían por dentro a medida que me hacía mayor. Mi mente agitada dio paso poco a poco a un arrullo calmado. Una sonrisa se me dibujó en los labios. No podía quedarme demasiado tiempo, porque ya empezaba a afectarme el mal de altura, pero me sentía más en mi elemento allí que en cualquier otro lugar del mundo.

La vida cotidiana en la era moderna es frenética, y normalmente no podemos controlar las causas. Cedes a las necesidades de tu empresa para poder ganarte la vida y construyes tu existencia alrededor de las responsabilidades y los deberes por tu familia y las personas que dependen de ti. Así que tampoco debería sorprenderte si alguna vez acabas sintiéndote solo y vacío con esta pregunta rondándote la cabeza: «¿Dónde está mi vida y quién soy yo en todo esto?».

El difunto psiquiatra británico Anthony Storr dijo que la vida es una moneda con dos caras de deseos enfrentados.* Uno nos lleva a forjar vínculos con las personas, mientras que el otro nos inspira a regresar a nuestro verdadero yo en soledad. Este binarismo no solo se da en las relaciones sociales, sino también en las profesionales y las románticas. Crecemos a través de nuestras responsabilidades y deberes, y aprendemos a encontrar la alegría en los sacrificios y en la ayuda a los demás, pero en lo más profundo de nuestro ser, todos nos enfrentamos a un deseo irrefrenable por vivir por y para nosotros mismos. La vida se convierte en un paisaje gris cuando no conseguimos encontrar el equilibrio entre esos dos deseos contrarios. Todos necesitamos sentir ese equilibrio: cumplir con nuestros deberes sin perdernos a nosotros mismos por el camino.

Dicho esto, yo, por suerte, tengo dos mundos. Siento, por así decirlo, que en Nepal me puedo destrampar, que puedo desconectar de los asuntos mundanos, y luego regreso a Corea del Sur y vivo mi vida cotidiana sin llegar a reventarme. Vivir con una visión limitada nos conducirá con el tiempo a la extenuación. Por eso siempre recuerdo a mis estudiantes y colegas médicos lo importante que es tener un lugar y un tiempo propios. Les recuerdo que no se olviden de sí mismos por culpa de sus desbordantes responsabilidades y deberes. Tal vez no tengas por qué irte tan lejos como a Nepal, pero déjame decirte, querido lector, que lo mejor es hallar ese refugio crucial lo antes posible. Cuando necesites un momento de descanso urgente, o si las olas de la soledad y el vacío empiezan a tocarte los pies, es posible que te cueste mucho más encontrar ese lugar de la nada.

* Anthony Storr, *Soledad*, Editorial Debate, 2001.

Han pasado cuarenta y dos años desde mi primer viaje a Nepal. ¿Y hasta qué punto ha cambiado mi vida para bien el tiempo que he pasado allí? Con el poco tiempo que me queda, ya no sé si podré devolverles nunca a los nepalíes tanta amabilidad. Lo único que puedo hacer es ofrecer otra plegaria por Nepal y el Himalaya. Mi refugio.

CAPÍTULO
5

Mi única amistad verdadera

«Me he desfigurado mucho por tu culpa. El cuello se me ha alargado esperando tus cartas, y el brazo derecho me ha crecido de tanto escribirte cartas de amor».

Esta es una cita de una de las cartas de amor que le escribí hace muchísimos años a mi mujer. Un día la sacó para que la leyera delante de la familia. Mis hijos no podían parar de reírse ante tanta cursilería, porque no podían creerse que aquello lo hubiera escrito yo. Mi mujer y yo no hemos sido precisamente dos tortolitos delante de nuestros hijos, y por eso nunca se habrían imaginado que yo tuviera esa vena romántica.

Pero así me sentía exactamente cuando escribí aquella carta. Conocí a mi mujer cuando yo tenía catorce años. Era una amiga de mi hermana menor, y pasaba mucho tiempo en casa. A lo largo de nuestros años en la preparatoria nos tratábamos como hermanos.

Pero todo cambió cuando se fue a la Universidad de Seúl. Un día, oí que alguien le había organizado una cita a ciegas. En cuanto me enteré de la noticia, el corazón empezó a martillearme con fuerza contra el pecho. Me quedé paralizado al caer en la cuenta de que no podía dejarla irse. Corrí hasta la oficina de correos y compré cien postales, y comencé a enviarle una carta de cortejo todos los días.

Aquella carta que sacó mi mujer era una de esas postales. No me he atrevido a releer las cartas de aquellos años de cortejo, pero sé que debí de ponerles todo mi corazón, y a saber qué otra clase de cosas. Con el tiempo, y conmovida por mis esfuerzos, mi mujer acabó casándose conmigo.

A pesar de que comenzáramos con todas aquellas palabras románticas, nuestra vida en pareja no empezó con el pie derecho. Para empezar, yo era pobre como una rata. Desde que mi padre murió y el negocio familiar cayó en bancarrota, vivía endeudado. Y para colmo de males, pasé un tiempo en la cárcel por haber sido líder estudiantil durante la Revolución de Abril, un movimiento democrático contra el dictador de entonces, el presidente Rhee, y cuando me soltaron, me costó mucho encontrar trabajo. Con aquella economía limitada, empezamos nuestra vida de casados en un estudio, y pasamos la luna de miel en una tienda de campaña en la montaña. Incluso hoy mi mujer me pregunta a veces con sorna cómo rayos tuve el valor de pedirle la mano. Yo tampoco lo entiendo. Pero si yo hubiera sabido las dificultades que pasaría por mi culpa en los años venideros, antes de que yo por fin encontrara un trabajo estable, criando a cuatro hijos y cuidando de su suegra, además de cursar sus estudios, no sé si habría tenido las agallas de pedírselo.

Con el tiempo, poco a poco, salimos del pozo, pero aun así mi esposa no podía esperar una vida fácil. Visto en retrospectiva, siempre he sido un poco ingenuo en lo que a cuestiones monetarias se refiere. Mi madre nunca hablaba de dinero conmigo, seguramente para proteger a su único hijo. Tal vez por eso siga siendo como un niño en lo que a mis finanzas cotidianas se refiere; no tengo ni idea de lo que cuesta una casa decente, cuánto gastamos al mes o qué banco ofrece los mejores intereses, etc. Mi esposa siempre ha sido la experta en finanzas, la que ha tomado decisiones grandes y pequeñas en nombre de su marido, que no tenía ni idea de dinero. De pequeños, mis hijos solían quejarse de que mi esposa era de mano dura, pero su naturaleza frugal era algo imprescindible con un marido como yo, que había sido pobre y demasiado despistado en cuestiones económicas.

Y aun así, yo siempre intentaba abarcar más de lo que podía asumir y tomaba decisiones aventuradas. Doné suministros médicos e incluso un edificio cuando hacía voluntariado en Nepal y en el orfanato de Gwangmyeong. Como psiquiatra, introduje nuevos tratamientos como el psicodrama y la terapia artística, pero para ello hacía falta dinero. Como si hubiéramos hecho un pacto, aquellos entregados a una causa solidaria siempre necesitaban más presupuesto. Yo hacía todo lo posible por contribuir con mis propios recursos, ya fuera tiempo, conocimientos, espacio o dinero, cuando me pedían ayuda personas necesitadas. Por ello, mi mujer siempre ha terminado siendo la víctima de mis caprichos económicos. Si yo soy un idealista con poca amplitud de miras, mi mujer es la voz de la razón que navega cuidadosamente entre sus ideales y la realidad. De no ser por ella, habría tenido que declararme en bancarrota hace mucho tiempo. Hay personas que me alaban por ser humanitario, pero aquellas que me conocen de verdad siempre felicitan a mi mujer por tener más paciencia que una santa.

Y déjame que te diga, querido lector, que a veces me pregunto cómo es posible que mi mujer lleve conmigo, un hombre con tantos defectos, casi sesenta años. Sospecho que es porque teníamos una visión similar como académicos. Compartimos nuestros valores fundamentales como socióloga y psicólogo. Ambos creemos en la importancia de una relación saludable entre los individuos y la sociedad en conjunto. La sociedad y el individuo, algo así como el dilema del huevo y la gallina. Si el individuo es feliz, la sociedad será más sana, y si la sociedad es más sana, el individuo será feliz. Mi mujer, consciente de ello, nunca se ha interpuesto en mi camino. Siempre me ha apoyado, incluso en mis proyectos más costosos. A decir verdad, mi mujer solía planificar y participar en muchos de mis proyectos. De no ser por ella, no habría podido llevar a cabo muchas de las misiones en las que me embarqué, entre el voluntariado, los estudios y la educación. Nuestro objetivo común de hacer del mundo un lugar mejor, en vez de centrarnos en nosotros y en nuestros propios intereses, nos unió con mucha más fuerza de la que habíamos imaginado.

Admiro a mi mujer y, sobre todo, la respeto como la académica Lee Dong Won. Al ser socióloga, tiene una vista de halcón en cualquier situación, y siempre me ayuda a tener una visión más amplia de las cosas en lugar de centrarme en la mente del individuo, que es mi primer instinto como psiquiatra. Siempre ha dirigido a nuestra familia como una mujer fuerte y consciente de sus capacidades, así que he tenido la fortuna de practicar un modelo familiar de igualdad de género relativa. Ella es la razón por la que en la puerta de casa pusimos con orgullo nuestros nombres. Ella es la razón por la que impartía una asignatura de Estudios de la Mujer en el Hospital Universitario Ewha, la primera vez en aquel hospital. Y también es la razón por la que recibí un premio a los valores de la familia en 1999 por mi trabajo, algo poco habitual para un hombre coreano de mi época.

Y admiro la Lee Dong Won que es madre de cuatro hijos y mi esposa. Con aquellas complejísimas circunstancias económicas de nuestra juventud, tuvo que compaginar sus estudios y la crianza de los niños. Mi mujer me dice que aquellas malas épocas le enseñaron a establecer prioridades, encontrar su equilibrio interior, saber cuándo rendirse y, a veces, cuándo perseverar hasta que llegaran días mejores. Cuando repaso nuestra historia siento cómo me invade un respeto y un cariño profundos por mi esposa, que consiguió extraer unas enseñanzas tan deslumbrantes desde el abismo de una vida dura.

Cuando me piden que oficie una boda, enfatizo los tres consejos siguientes. Primero, diviértanse todo lo posible. Segundo, sean creativos. Tercero, ayuden al otro a crecer. Por fortuna, mi mujer y yo hemos satisfecho las tres cosas durante nuestro matrimonio. Dimos con formas creativas de afrontar nuestra pobreza y nos divertimos criando a nuestros hijos, estudiando y trabajando juntos, y nos ayudamos mutuamente a crecer en nuestros ámbitos de estudio; nuestra vida en pareja no podría haber sido mejor.

Mi esposa es ahora tan vieja como yo. Le están empeorando la vista y el oído, y cada vez se muestra más reticente. A veces dudo incluso de que entendamos del todo lo que quiere decir el otro, pero no pasa nada. Cuando me acompaña a un evento, una charla o una comida, suelo vivir experiencias sorprendentes. A veces dice exactamente lo que me pasa por la cabeza. Ahí es cuando siento en lo más profundo de mi ser todos los años que hemos pasado juntos. Una sola mente, un solo corazón. ¿De quién más podría decir algo así?

Recuerda, querido lector, los tres consejos que les doy a los recién casados. Una unión amorosa se basa en compartir la alegría y aprender del otro. Fue gracias a nuestra visión compartida y crecimiento mutuo por lo que mi esposa y yo conseguimos superar los momentos más difíciles de nuestra vida marital.

Qué alivio tener a mi mujer a mi lado, mi compañera de vida y colega académica. Ella me hizo ser quien soy, y viceversa. Más de sesenta años después de que nos conociéramos, pienso en nuestra vida juntos y siento como si viajara atrás en el tiempo y volviera a ser el joven que escribía intensas cartas de amor. Siento el impulso de revisar todas aquellas postales viejas que mi mujer ha guardado durante todos estos años. Hasta mi último día, siempre será ella a quien querré entregarle el mundo.

CAPÍTULO 6

Salvar la brecha generacional

Cuando eran unos niños, mis nietos a veces se negaban a ir a la guardería. Como tenían que ir a trabajar, sus padres (mis hijos) estaban encima de ellos y siempre encontraban la forma de convencerlos para que se metieran en el coche. En esos días veía que mis nietos ponían una cara que parecía decir que cedían esa vez, pero a regañadientes, y solo por amor. Pero mis hijos, ocupados y cansados como estaban, no siempre parecían percatarse de esas miradas, de esas señales silenciosas que les mandaban mis nietos. Probablemente, no tenían la experiencia o el lujo de tener tiempo para sentarse y conversar con ellos de lo que les pasaba por esas cabecitas.

En el caso de mi esposa y yo no fue distinto. Siempre fuimos padres novatos, incluso con cuatro hijos, pues cada uno requería unas habilidades de crianza diferentes. Y lo que es peor: tanto mi esposa como yo trabajábamos y no podíamos dedicarles demasiado tiempo. Los años pasaron volando, y sigo sin tener claro adónde fueron. Cuando nuestros hijos crecieron y nosotros ya teníamos algo más de tiempo disponible, por fin tuvimos la oportunidad de echar la vista atrás y analizar todos los errores de principiante que habíamos cometido a lo largo de los años. Pero los remordimientos tampoco iban a cambiar nada a esas alturas, y nosotros ya peinábamos canas.

Pero, por fortuna, como abuelo tenía la experiencia para darme cuenta de esos momentos en que mis nietos la estaban pasando mal. Cuando mi esposa y yo teníamos la sensación de que su negativa a ir a la guardería era algo más que un berrinche, interveníamos. Y mis nietos siempre tenían una buena razón cuando les preguntábamos qué pasaba. En días así nos llevábamos a nuestros nietos de excursión, tomados de la mano, y los escuchábamos. Tras esas salidas, ya no parecían estar tan alterados.

Hace un tiempo, mi nieto mayor se casó. Sí, ¡el primer chico que me obsequió con el queridísimo título de abuelo! Parece que fue ayer cuando lo tuve en brazos por primera vez, con el pecho lleno del amor que sentía por él, pero aquel bebé había crecido rapidísimo y ahora formaba su propia familia. Cuando vino a presentarme a su mujer, me alegré tanto que me pasé el día en una nube. Verás, cuando mis hijos se independizaron y se casaron, me preocupaba tanto por ellos que no conseguía relajarme lo suficiente para ser feliz, pero con mis nietos todo era pura felicidad y admiración.

No miento cuando digo que no puedo describir con palabras la felicidad que me trajeron mis nietos. Sobre todo porque por fin descubrí las alegrías de la crianza cuando echaba una mano para criarlos. Sigo sintiéndome mal por mi esposa y mis hijos, por todos esos años en que mis hijos estaban creciendo y yo no lo hice bien a la hora de mantenerlos o estar con ellos, ya fuera porque trabajaba lejos de casa como médico del Ejército o cumpliendo condena por mi participación en la Revolución de Abril. Mientras tanto, mi esposa tuvo que cargar con esa pesada carga. Incluso cuando conseguí un trabajo estable en un hospital y comencé a ganar un buen sueldo, no era ni mucho menos suficiente para mantener a una familia de siete: mi esposa y yo, nuestros cuatro hijos y mi madre. Me marchaba a trabajar al amanecer y volvía al anochecer, sin tiempo para pensar en nada más. El tiempo pasó en un abrir y cerrar de ojos, y de repente todos mis hijos ya habían crecido.

Sin embargo, luego conocí a mis nietos, ¡esos fascinantes misterios de la vida que se revolvían en mis brazos! Aprendieron a sentarse, a ponerse de pie, a caminar e incluso a correr, y todo me llegó como una sorpresa absoluta, como si no hubiera visto nada igual antes. Cuando comenzaron a hablar y a balbucir un apenas audible «buelo», se me salieron las lágrimas. Por muy pícaros o problemáticos que fueran, siempre han sido las niñas de mis ojos.

Cuando yo era un niño, mi abuela materna me mimaba tanto que solía darme palmaditas en la cabeza y darme un abrazo antes de exclamar con cariño: «¡Ay, mi niño bonito!». Eso seguramente se me había quedado grabado en la memoria, porque yo también gritaba «¡ay, mis niños bonitos!» cuando veía a mis nietos. ¡Y hasta les lavaba el cerebro! Cuando eran pequeños y me visitaban los fines de semana, les pedía que me saludaran con la frase: «Soy el niño bonito del abuelo», en vez del «hola» habitual. En cuanto ponían un pie en mi casa, les gritaba «eres», y ellos respondían: «El niño bonito del abuelo». Y la familia entera estallaba en carcajadas.

Ay, pero ¡qué poco dura la alegría! Cuando mis nietos entraron a la primaria, se negaban a responderme, tímidos. Se limitaban a sonreír y a darme un abrazo. Mi nieta pequeña me preguntó una vez:

—Abuelo, ¿es que no soy la niña de mi papá? ¿Por qué soy tu niña?

Y así terminó nuestro saludo especial. Ahora que mis nietos son adultos, a veces les susurro al oído, por si acaso, «eres», y me responden: «El niño bonito del abuelo». ¡Es un vínculo precioso que compartimos!

Pero he ahí la cuestión: por mucho que los quiera, mis nietos viven en un mundo totalmente distinto a aquel en el que crecimos mis hijos y yo. Yo crecí escuchando las historias de mis abuelos en su regazo, pero mis nietos han crecido alimentados por internet y su mundo conectado, escuchando todo tipo de contenidos en la red. Entre nosotros hay una brecha generacional, sin duda. Si permites que esa brecha crezca, pronto se convertirá en un abismo. ¿Y cómo vas a querer tú o cualquier persona a alguien si no lo comprendes? En el corazón de todo amor yacen ese deseo y esa determinación por comprender. Y quería ofrecer esa oportunidad crucial para que mis nietos y yo nos entendiéramos. ¡Mira que me esforzaba por encajar!

Así que empecé a enviarles por correo electrónico las historias de mi infancia: cuando yo creía que era japonés por la política imperial extrema de Japón para destruir la nación coreana; la desesperación por no tener futuro durante la guerra de Corea, y mis años adolescentes, cuando subía a un caqui y reflexionaba sobre quién era. A mis nietos les sorprendían y fascinaban aquellas historias, porque les parecían acontecimientos históricos sacados de un libro de texto que cobraban vida. Y mediante esa correspondencia, yo también aprendí mucho de mis nietos. Comentaban mis correos con expresiones de argot como 냉무, *naengmu* («falta de contenido»), 헬조선, *helljoseon* («Corea infernal»), 워라밸, *wolabel* («conciliación laboral-familiar») y 소확행, *sohwakhaeng* («felicidad pequeña pero segura»). Mis nietos me enseñaron todos esos acrónimos coreanos y los problemas sociales crecientes que ocultaban.

En esta época de familias nucleares, es extraño que la gente viva con sus abuelos. Por eso, las ideas de familia que tienen los niños son también bastante limitadas. La tasa de nacimientos está bajando, y la mayoría tiene, como mucho, uno o dos hermanos; es decir, lo más probable es que las familias estén formadas por cinco personas o menos.

Una unidad familiar más pequeña puede provocar que los niños tiendan a ser más individualistas o egoístas, pues su mundo es mucho más pequeño. Sus padres, como es lógico, lo darán todo por criar a su hijo único o a un par de hijos. En los países asiáticos ha aparecido el término *Síndrome del Pequeño Emperador*, que describe un efecto secundario de este fenómeno social. Significa, literalmente, que los niños actúan como emperadores que gobiernan sobre sus padres y abuelos, y los manipulan.

Una vez abordé un taxi y el taxista empezó a quejarse de su nieto. Un día lo regañó por portarse mal, y el niño huyó a esconderse en los brazos de su abuela y le preguntó: «Abuela, ¡hay siete mil millones de personas en el mundo! ¿Por qué te casaste con un hombre tan malo?». ¡No creía lo que estaba oyendo! Es decir, el niño era muy precoz si era capaz de hablar de la población mundial, pero ¿y esa forma tan maliciosa de culpar de todo a su abuelo en lugar de pensar si él se había equivocado también en algo? ¡Qué niño! ¿Y si nadie consigue educarlo? ¿Seguirá usando la carta de «por qué este tipo malo de entre siete mil millones de personas en el mundo» cuando reciba comentarios negativos de su jefe en el trabajo? ¿Y qué pasará con las dificultades y los obstáculos del futuro que no le gusten? Seguramente que le costará mucho encajar en algún sitio.

Muchos académicos y expertos predicen que, en el futuro, la mayoría de los trabajos tradicionales que existen en la actualidad habrán desaparecido. Pero también coinciden en que hay una capacidad puramente humana que es improbable que llegue a verse sustituida por la inteligencia artificial: la empatía, o cociente emocional, en un sentido amplio. En una sociedad individualista que tiene cada vez más unidades familiares de una persona, la gente con un cociente emocional superior será cada vez más valorada y buscada. Pero ¿cómo mejoramos nuestras habilidades empáticas? Pues conectando con otras personas y forjando vínculos profundos.

El papel fundamental de los abuelos en nuestra sociedad moderna es transmitirles a los nietos esas habilidades empáticas. Cuando yo era niño, Corea seguía llena de pequeñas comunidades que conformaban pueblos enteros, así que nuestros vecinos eran como una gran familia. El espíritu de estas comunidades nos ayudaba a aprender a respetar los sentimientos de los demás, y algunos códigos de conducta. Los niños de hoy día, al vivir en comunidades más individualistas y menos unidas, no reciben los mismos beneficios. Por eso, los abuelos pueden ayudarlos a expandir su mundo social. Está bien, puedes darles simplemente un pago de vez en cuando, pero ¿por qué quedarse solo con ese papel pasivo? Interactúa con ellos, cuéntales historias de tu infancia para que comprendan mejor cómo era el pasado y conviértete en la conexión entre ellos y el resto de la familia, sus primos y familiares más jóvenes.

Pero también tienes que echarle creatividad. Por muy buenas que sean tus intenciones, si no consigues conectar con tus nietos, todas tus palabras bienintencionadas acabarán pareciéndoles sermones indeseados. Primero, hazte su amigo. Para poder establecer una amistad con tus nietos, o en realidad con cualquier persona joven, ya sean nietos, niños o amigos de la familia, vas a tener que esforzarte mucho por comprender su mundo. Debes descubrir a qué reaccionan. Tratar de entender la perspectiva de los demás, pues ese es el principio de todo gran amor.

CAPÍTULO 7

Acepta a tus padres como son

No es frecuente que la vida te ofrezca sus enseñanzas en una bandeja de plata. Por eso siempre oímos ese lamento de «ojalá hubiera sabido lo que sé ahora». A la juventud, armada con pasión y valentía, le falta la sabiduría de la experiencia, y los ancianos, con toda su experiencia y sus conocimientos, apenas tienen oportunidad de ponerlos en práctica. Esta paradoja vital no solo afecta a la crianza, sino también a las relaciones de padres e hijos. Si hubiera sabido lo que sé ahora, me habría esforzado por entender mejor a mi madre; habría sido un hombre más sabio. Si pudiera volver atrás en el tiempo, claro. Todavía me parte el alma pensar en el dolor que debí de provocarle a veces a mi madre. ¿Hasta qué punto conocemos de verdad y entendemos a nuestros padres?

Mi madre, según recuerdo, era la persona más fuerte que he conocido jamás. Tenía un espíritu heroico y jamás renunciaba a aquello en lo que creía. Durante la guerra de Corea en la década de 1950, la escuela primaria se llenó de soldados heridos en muy poco tiempo. Los estudiantes nos retiramos del edificio de la escuela para que pudieran tratar allí a los soldados, y estudiamos en un salón temporal improvisado cerca de una cueva donde se fabricaban tejas. Fue un momento de grandes dificultades en que a la gente le costaba incluso cuidar de su familia. Pero mi madre se ofreció de voluntaria para cuidar a los soldados heridos de mi escuela, así como a los huérfanos de guerra en los orfanatos. Más adelante acabó dedicándose siempre al altruismo.

A pesar de que mi madre fuera una persona muy querida y respetada por su filantropía, a mí siempre me pareció una mujer difícil e incluso aterradora. Tenía un sentido muy claro del bien y del mal, y no se detenía ante nada cuando tomaba una decisión, de modo que yo sabía que era imposible hacerle cambiar de idea. Crecí bajo sus estrictas directrices de seguridad. Se me prohibía todo lo que pudiera provocarme el más mínimo perjuicio. Ni siquiera me dejaban ir a la alberca o jugar futbol. Cuando me portaba mal, mi madre me llevaba a un lugar aparte, me sentaba y me regañaba en voz baja. Nunca se ponía sensible, sino que escrutaba mi error con una lógica irrefutable. Cuando me reñía así, siempre prefería que me hubiera dado una bofetada. Me dolía muchísimo oír a mi madre regañándome así.

Sentía que no escaparía jamás de la sombra de mi madre. A veces quería huir. Cuando me aceptaron en la universidad, se lo dije sin ambages: «Madre, su amor es tan grande y severo que no puedo soportarlo, así que, por favor, dígame cuál es el precio de su amor. Pagaré mis deudas el resto de mi vida».

Por aquel entonces, necesitaba desesperadamente que me dijera el valor en wones surcoreanos del peso de su amor. En mi mente infantil, por muy caro que fuera, la suma calculable debía de ser mucho menos ardua que el peso de su amor intangible. Mi madre se quedó un rato callada, y finalmente dijo: «Lo entenderás cuando tengas hijos. Esa es mi respuesta».

Muchos años más tarde, cuando ya estaba casado y era padre, por fin comprendí lo que le había hecho a mi madre aquel día, lo ridículo que es pedir a tus padres que calculen el precio de su amor. Qué tristeza debió de sentir mi madre al oír a su hijo diciéndole algo así. La frustración y la culpa que sentía hacia mi madre por aquel incidente siguen siendo un importante *hua tou* (화두), «tema de meditación», de mi vida.

Mi madre era una ávida budista, y solía visitar el templo cuando yo era todavía un joven médico residente. Para cuando tuve hijos, empezó a ir por ahí con una túnica budista teñida y había días que se alojaba en un templo. Comencé a recibir llamadas de amigos y familiares, preguntándome por mi madre.

—¿Se hizo monja? La he visto en el templo...

Me avergonzaba mucho que me lo dijeran, porque tenía la sensación de que me estaban acusando de no haber cuidado bien a mi madre y de haberla puesto en manos de un templo budista. Mi reacción seguramente se debía a que me sentía un mal hijo por aquel incidente del pasado, claro. Deseaba que se hubiera quedado en casa y que hubiera cuidado más de mis hijos en vez de ir al templo. A veces, mi madre atendía a mis deseos y se quedaba con nosotros un tiempo más largo. Pero en esos casos, no tardaba mucho en acabar postrada en la cama. Le ocurría lo mismo de joven. Cuando mi padre la doblegaba a su voluntad, ella sufría unos dolores de estómago terribles. Por muy mayor que fuera, seguía siendo la misma persona. Necesitaba vivir la vida según sus normas; era su naturaleza.

Derrotado, acepté a mi madre tal como era. Le dije que viviera como considerara, y la liberé. Igual que ella había mostrado comprensión y paciencia ante mi protesta adolescente tantos años atrás. Cuando se lo dije, mi madre se recuperó pronto y estuvo tan sana como siempre. Y ahí estaba mi única madre verdadera, paseándose con su túnica teñida con nada más que una mochila a los hombros. Siento un orgullo infinito por mi madre.

Murió con ochenta y cuatro años. En toda mi vida, lo mejor que hice por ella como hijo fue decirle aquellas sencillas palabras que la liberaron.

Tardé mucho tiempo en aceptar finalmente a mi madre como era. Si lo hubiera hecho antes, si no la hubiera visto solo como a una madre, sino también como a una persona, aunque hubiera sido apenas un tiempo antes, no habríamos terminado haciéndonos tanto daño. Aunque la culpa me reconcoma, sé que no puedo volver atrás en el tiempo. Al fin y al cabo, necesitaba pasar por todo aquello (desde mi infancia a la sombra de mi estricta madre hasta mi propia paternidad, cuando comprendí el amor parental) para entender de verdad a mi madre.

Cuando seas mayor, llegará un momento en que deberás aceptar a tus padres tal como son. Recuerda que, ya seas progenitor o hijo, todos comenzamos como novatos en esta relación. Y todas las personas novatas cometen errores. Es decir, acabaremos haciéndonos daño de una forma u otra. Si no es irrevocable, si no es verdaderamente imperdonable, deberíamos estar dispuestos a entender y perdonar al otro por el daño causado. Deberías poner las palabras y acciones de tus padres en su contexto, bajando las expectativas y viéndolos como lo que son: humanos. Solo entonces podemos escapar finalmente de la larga sombra que proyectan nuestros padres. Solo entonces llegaremos a ser unos adultos verdaderamente independientes.

La relación de los padres y sus hijos es, desde el momento en que se conocen, la más cercana a la que puede aspirar un ser humano. Se influirán mutuamente durante años y, sin embargo, y por paradójico que parezca, nunca llegarán a conocerse del todo. Pero, con un poco de suerte, sí tenemos el tiempo necesario para conocernos. Puede que te lleve una vida entera entender a tus padres. Intenta analizar su vida antes de que sea demasiado tarde. Esta es tu última oportunidad para cerrar heridas y hacer por fin las paces con tus padres, que tal vez te hayan hecho daño sin ser conscientes de ello.

CUARTA PARTE

Las ventajas de la vejez

CAPÍTULO 1

Si el tiempo es oro, esta es tu época dorada

¡Ha llegado la era de los centenarios! Se espera que los *boomers*, que nacieron entre 1968 y 1974, vivan en promedio cien años. En la década de 1970, la esperanza de vida promedio en Corea era de sesenta y dos años. Nadie podría haberse llegado a imaginar cómo ha cambiado el mundo.

La primera vez que me topé con la noción de una esperanza de vida de cien años fue en 1982, cuando me explicaron la división nepalí de la vida en cuatro fases de veinticinco años. Por aquel entonces, el concepto de centenario no estaba precisamente en la cabeza de todo el mundo, de modo que la perspectiva nepalí era refrescante como poco. Al mismo tiempo me acordé de las ocho fases del desarrollo psicosocial de Erikson, tal como mencionaba en un capítulo anterior. Verás, a menudo, la ciencia y las enseñanzas espirituales comparten unas ideas sorprendentemente similares.

Sin embargo, la mayoría de la gente asume el término *centenario* como algo nuevo, relacionado con una esperanza de vida mejor y nada más. Pero ahora la era de los centenarios se ha convertido en nuestra realidad. En 2009, en su informe sobre el envejecimiento, las Naciones Unidas (ONU) prácticamente oficializaron la era del «homo centenario», es decir, de las personas centenarias. Unos años más tarde, en 2015, la ONU también anunció unas directrices para las distinciones por edad en la era del homo centenario. Según el anuncio, la infancia dura desde el primer año hasta los diecisiete; la edad adulta, desde los diecisiete hasta los sesenta y cinco; la mediana edad, desde los sesenta y cinco hasta los setenta y nueve; y la vejez desde los setenta y nueve hasta los noventa y nueve. A partir de los cien años se habla de vejez extrema. Estas directrices parecen reflejar mucho mejor la realidad que nuestra antigua percepción de los cuarenta años como inicio de la mediana edad y los sesenta como el inicio de la vejez. Por experiencia propia, puedo decir que es verdad. Yo me convertí en cabeza de mi familia a los dieciséis, cuando murió mi padre y encontré un trabajo, y trabajé hasta los sesenta y cinco, cuando me jubilé como médico y profesor, así que diría que mi edad adulta ocupó ese periodo exacto. ¿Y qué hay de la mediana edad, de los sesenta y cinco a los setenta y nueve? Ahí fue cuando por fin pude ser verdaderamente independiente y dedicar mi tiempo y recursos a los trabajos que me parecían más importantes. Así que, en mi caso, encaja.

Comencé a reflexionar sobre mi vida después de la jubilación mucho antes de jubilarme. Me inspiró Kim Hong Ho, un colega profesor del Hospital Universitario Ewha. El día de su jubilación anunció:

—Hoy vuelvo a ser un estudiante.

Esa despedida única se me quedó grabada, y comprendí que la jubilación podía ser otro comienzo en lugar de un final. En aquel preciso instante, decidí ver mi jubilación como un punto de partida y no como la línea de meta.

Mi vida antes de la jubilación era para mí como un juego de malabarismos, o como si tratara de resolver una larga ecuación llena de variables. Como padre, académico, médico, marido, maestro e hijo, tenía la misión aparentemente imposible de hacer malabares con todas esas funciones que exigían responsabilidades distintas, y navegar entre deseos contradictorios y digresivos sin perturbar la frágil armonía. Con frecuencia, sacrificaba mis deseos contradictorios y priorizaba lo que debía hacerse. Pero entonces mis hijos crecieron y mi jubilación como profesor estaba a la vuelta de la esquina. Así que de golpe, a los sesenta y cinco años, tenía por primera vez un montón de tiempo libre en mis manos. Nadie se interpondría ya en mi camino.

¿Qué quería hacer con todo ese tiempo? Le di muchas vueltas y al final decidí que quería aprovechar mi experiencia y conocimiento para ayudar a todas las personas posibles. Y así fue como abrí mi clínica. Introduje tratamientos experimentales como la terapia artística y la psicoterapia basada en la meditación. Y entonces creé la Family Academia Foundation.

Al atender las historias de mis pacientes psiquiátricos, a menudo descubría la presencia de algún miembro enfermo en la familia. Mi esposa socióloga y yo decidimos ayudar a la gente a entender las funciones y la importancia de la familia. Nuestra fundación se acabó convirtiendo en un centro de investigación especializado en los estudios relacionados con la familia, el asesoramiento educativo, la reeducación de los ciudadanos mayores y el asesoramiento sobre la crianza de los hijos.

Otra cosa que enriqueció mi vida como jubilado fue inscribirme, por puro placer, a una carrera de cuatro años en Estudios Culturales de la Universidad Cyber de Corea. A pesar de ser médico, siempre había tenido un deseo insaciable de estudiar humanidades en profundidad. Siempre había pensado que comprender a cada paciente psiquiátrico exigía una perspectiva mucho más amplia e interdisciplinaria que un análisis de sus circunstancias únicas. A menudo sentía la necesidad de examinar la cultura del paciente, los entornos inmediatos y más amplios, y sus comunidades. Admito que esto tenía algo que ver con mi fascinación por la cultura nepalí, sobre todo por las cuestiones espirituales. Quería descubrir por qué aquella cultura me resultaba tan irresistible. Por puro azar me topé con un anuncio para atraer a nuevos alumnos a aquella carrera de la universidad a distancia, y no dejé pasar la oportunidad. ¡Por fin tenía la ocasión de saciar mi hambre de estudios culturales!

Y aquello fue, sin lugar a dudas, la época en que me divertí más estudiando de toda mi vida. No sentía ninguna presión por sacar buenas calificaciones, no me preocupaba por los exámenes, estudiaba solo por curiosidad académica, y no se me ocurría nada más divertido en el mundo. Y así fue como en 2011 acabé la carrera con el promedio más alto y siendo el estudiante de mayor edad. En mi juventud, durante mis años como estudiante, jamás me había siquiera acercado a esa clase de honor, y lograr una hazaña así con setenta y seis años... La vida está cargada de sorpresas.

La apertura de la clínica, la creación de la Family Academia Foundation, los años en la universidad a distancia... Todo esto puede sonarte a un viejo pavoneándose por «haber vivido la vida al máximo», pero no: lo que quiero decirte, querido lector, es que todo esto ocurrió a un ritmo lento, a lo largo de veinte largos años. Pensamos en los años de jubilación como en «el resto de nuestra vida». «El resto» en el sentido de lo que queda, de las sobras. Pero el tiempo que vivamos tras jubilarnos puede llegar a ser demasiado largo como para considerarlo unas simples sobras. Veinte años es el tiempo que necesita una criatura para nacer y crecer hasta la edad adulta. Es tiempo suficiente para que empieces algo nuevo y lo dirijas en la dirección correcta. Es mucho, muchísimo tiempo, demasiado como para que te la pases sentado y haciendo lo de siempre, sin tomar alguno que otro emocionante riesgo.

Hay gente que considera la jubilación como un periodo vital en que se les considerará inútiles. Apenas pueden afrontar la vejez, temen ser una molestia y una carga para la familia y la sociedad, sin tener una carrera profesional ni buena salud. Se esfuerzan por demostrar su valía. Pero la felicidad siempre les queda lejos, por muy ricos o altruistas que sean, a menos que cambien su punto de vista sobre la vida y dejen de considerarse un posible problema para los demás durante la vejez.

Ellen Langer, una prestigiosa psicóloga y profesora de Harvard, dijo que lo último a lo que deberíamos renunciar, si queremos ser felices, es al control de nuestras vidas, al derecho de tomar nuestras propias decisiones. ¿Qué es lo mejor del envejecimiento? Mi respuesta siempre será la misma: es la libertad que te aporta tener tu vida bajo control. Ya no te entorpecen las responsabilidades, y tienes la experiencia y los recursos necesarios para asumir el tipo de trabajo que siempre habías deseado. Esta libertad es una recompensa para aquellas personas que han vivido lo mejor que han sabido, así que ¿por qué malgastarla sopesando las opciones y no actuando, en lugar de seguir por fin los dictados de tu corazón?

Yo siempre digo que esta es mi época dorada. ¿Qué diferencias crees que hay entre un año de un bebé y un año de un anciano? ¿Y un día de un veinteañero y un día de una persona de ochenta años? Todos somos iguales porque el tiempo no espera a nadie. Por eso debes tener la mente abierta, independientemente de tu edad.

Olvidémonos de términos como *el «resto» de tu vida* o *los días que «me quedan»*, porque tu vida tras la jubilación puede y debería valer mucho más que eso. Cuando te haces cargo de tu vida y dedicas todos los días a luchar por lo que tu corazón te dicta, no te llevas ninguna decepción. Será un viaje asombroso. Anna Mary Robertson Moses, que empezó a probar con la pintura a los setenta y cinco años y dejó cerca de 1 600 obras cuando murió a los ciento uno, dijo: «La vida es lo que nosotros hagamos con ella, siempre lo ha sido y siempre lo será».

CAPÍTULO 2

No hay mejor momento para acercarse a la familia

Me han invitado a hablar en muchos eventos desde que se publicó mi obra en Corea en 2013. He dado numerosas entrevistas y charlas, y he aparecido en varios programas de televisión, gracias a los que he conocido a muchísima gente y he estado social y profesionalmente activo. ¡Qué suerte poder decir eso en la vejez! Y fuera cual fuera la ocasión, todo el mundo parecía compartir una pregunta. La gente siempre quiere saber algo más sobre nuestra vida en familia: cómo vivimos bajo el mismo techo trece personas de tres generaciones distintas.

Como mencioné brevemente en un capítulo anterior, vivo en una finca en Gugi-dong, Seúl. Es una finca de cuatro plantas en la que viven cinco familias, y todos los residentes son mis hijos e hijas, con sus cónyuges e hijos. Pero no saques la conclusión precipitada de que yo era lo bastante rico como para regalarles una vivienda a todos mis hijos. Cada uno pidió una hipoteca y la compró sin mi ayuda.

Llevamos viviendo juntos en la misma finca desde 2002, un año en que mis hijos estaban pasando por una etapa de su vida muy frenética, casados, con hijos y trabajos de tiempo completo. Mi hijo mayor sugirió que todos contribuyéramos a solucionar el dilema de criar a los hijos y cuidar de unos padres mayores, a la vez que afrontábamos el pago de una vivienda en la carísima capital de Corea del Sur. La idea nos entusiasmó al instante, pero no nos fue fácil decidir cómo hacer realidad aquel plan. Éramos conscientes de que habría dificultades para que una familia tan extensa, con padres mayores, hijos y nietos, viviera junta en paz. ¿Y si íbamos encadenando conflictos y la familia terminaba rota en vez de más unida? Pero, tras mucho debate, nuestra familia decidió vivir junta bajo el principio de «respeto por la independencia de cada familia y cada miembro».

Respetamos ese principio ya desde las etapas tempranas de la construcción de la finca. Mi mujer y yo ofrecimos el terreno donde estaba construida nuestra primera casa, y mis hijos se encargaron de diseñar cada una de las viviendas en función de su presupuesto, gustos y necesidades familiares. Nos aseguramos de construir una entrada independiente para cada casa, por privacidad. Estos principios de respeto e independencia también se aplican en el día a día. Está estrictamente prohibido que nadie entre en la vivienda de otra familia, o llamar a alguien sin haberlo hablado previamente; el código de cada vivienda solo lo conoce la familia que vive allí. Nos turnamos para organizar reuniones familiares, un deber que dura seis meses, y siempre anunciamos con antelación las fechas y los lugares.

Hoy en día hemos dejado atrás las familias nucleares, y nos dirigimos a una era de familias formadas por una sola persona; por eso a mucha gente le resulta estimulante nuestro hogar intergeneracional. Les gusta llamarlo «experimento de nueva familia» o «nueva forma de comunidad». A menudo nos dicen con envidia que esa forma de familia, independiente pero casi viviendo bajo el mismo techo, es el modelo familiar ideal del siglo XXI, y fantasean con las comidas familiares y con la disponibilidad de una gran cantidad de tiempo de calidad a diario. Me parece que mucha gente cree que nuestro modelo familiar es perfecto.

Pero todos somos humanos. No siempre estamos riéndonos con alegría de las bromas de los demás y pasándola en grande juntos. De hecho, hay veces en que parecemos estar a punto de sentir indiferencia por los demás. Aunque vivamos en la misma finca, hay días en que ni siquiera nos vemos, y todo el mundo está tan ocupado que no siempre estamos al corriente de las vidas de los demás. Pero tal vez ese punto de indiferencia sea el ingrediente secreto de nuestra constante armonía. Me temo que te llevarás una decepción si esperabas un retrato de una familia más estrecha, más interdependiente en el plano emocional.

De todos modos, y hablo por experiencia, la verdadera ventaja de una gran familia intergeneracional se hace patente durante épocas duras, no tanto alegres.

En 2010, mi hijo mayor se desmayó una tarde de domingo. Su esposa y su hija estaban a su lado cuando ocurrió. Como no tenía ninguna afección anterior, su mujer pensó que les estaba tomando el pelo, pero mi nieta mayor se había enterado de que el padre de un amigo acababa de morir de un ataque al corazón y llamó a una ambulancia inmediatamente. Y luego llamó a su tía, mi hija mayor, que es doctora y le aconsejó que llevara a su padre al hospital lo antes posible. Por suerte, mi hijo menor estaba en casa ese día, justo en el piso de abajo, y los llevó al hospital para no tener que esperar a la ambulancia. Fue una respuesta de primeros auxilios mucho más rápida de la que les podría haber ofrecido la ambulancia.

Lo tenían todo a su favor: ese día encontraron el área de urgencias con la plantilla completa, y todos los doctores estaban allí por una evaluación del equipo médico, incluido el cirujano jefe. Mi hijo recibió los cuidados médicos necesarios en cuanto pisó el hospital y lo trasladaron inmediatamente al quirófano.

Por lo visto había sufrido un infarto de miocardio. Cuando llegó al hospital, la mitad del músculo cardiaco ya había muerto. De haber llegado unos minutos más tarde, podría haber sufrido daños cerebrales irreversibles o incluso haber muerto. Como mi familia vivía en la misma finca, pudieron reunirse y afrontar la crisis con rapidez y sentido común. No sé lo que habría ocurrido si mi nieta no hubiera sido tan rápida, o si mi hija no les hubiera aconsejado que lo llevaran al hospital y mi hijo menor no hubiera estado allí para trasladarlos a Urgencias. ¿Y si hubiera faltado uno de esos ingredientes? La «inteligencia colectiva» de mi familia le salvó la vida a mi hijo. En aquel momento sentí en lo más profundo de mi ser que vivir juntos como una familia intergeneracional había sido la decisión correcta.

Mientras él y su mujer estaban en el hospital, mi esposa, mis otros hijos y yo cuidamos de su hija y nos ocupamos de las tareas domésticas. Su hija, mi nieta, no se tomó tan mal la enfermedad de su padre porque el resto de la familia intervino de buena gana y estuvo ahí con ella cuando necesitaba apoyo. Mi nieta aún habla de ello ahora. Hace poco me dijo: «¿Sabes qué es lo mejor que has hecho en la vida? Sin duda, que nos convencieras a todos de vivir en esta finca». Y yo no podría estar más de acuerdo.

Mi familia lleva más de dos décadas viviendo junta, cada uno con sus más y sus menos. Y todos nos hemos apoyado mutuamente en momentos de necesidad. Compartir los riesgos de la vida y afrontar con inteligencia las crisis: ese es el verdadero regalo de tener una gran familia intergeneracional. Puede que la sociedad haya ido dando pasitos lentos pero firmes para reducir la lista de los posibles riesgos de la vida, pero ¿estamos realmente exentos de riesgos? Puede que nuestra esperanza de vida haya aumentado gracias a los avances médicos, pero eso también implica que pasemos años afrontando distintas enfermedades cuando nos hacemos mayores. La sociedad moderna fomenta el desarrollo profesional de las mujeres, pero presta poca atención a los problemas que afrontan las familias trabajadoras para encontrar tiempo y recursos para tener hijos. Una educación superior ya no significa tener un mejor trabajo. El progreso de nuestra sociedad moderna engendró problemas inesperados y complejos, y su cultura individualista nos obliga, por lo general, a lidiar con ellos en solitario. Pero ¿acaso pueden resolverse todos esos problemas sin ayuda?

Detrás de la decisión de que nuestra familia intergeneracional de trece miembros viviera junta existía la necesidad urgente y realista de resolver todos esos complejos problemas con la ayuda de los demás. Compartir la carga de todos esos riesgos y disponer de una red de seguridad social. Si pensamos solo en la cuestión de cuidar de unos padres mayores, cuando comenzamos a vivir juntos en la misma finca, mis hijos pudieron tener los fines de semana libres sin preocuparse por mi esposa y por mí. Al vivir puerta con puerta, podíamos ir a ver cómo estábamos cuando lo necesitáramos, sin sentir ya la necesidad de complicarnos la vida para buscar una fecha y vernos con regularidad. Podíamos relajarnos los fines de semana, y eso también mejoró nuestra relación. Mis hijos recibieron la ayuda que tanto necesitaban para criar a sus hijos. Mi esposa asumió la tarea de llevar a nuestros nietos a la escuela. Y con ocho familiares adultos en la finca, siempre había al menos una persona que pudiera hacer de niñera cuando fuera necesario. Eso permitió que mis hijos se relajaran y se centraran en sus carreras profesionales, y mis nietos recibieron buenas influencias de sus familiares mayores. Los adultos, que trabajaban en distintos sectores, desde la astronomía hasta la medicina, la terapia artística o la dirección de cine experimental, ofrecían experiencias nuevas y estimulantes a los pequeños y los ayudaban a expandir sus horizontes. Hoy día, la mayoría de la gente tiene como mucho dos hijos, así que tener a sus primos cerca permite que mis nietos tengan más oportunidades de socializar y aprender a relacionarse con la gente.

Sin duda, vivir tan cerca de tu familia no siempre es coser y cantar. Uno de los atajos para alcanzar una coexistencia pacífica de unos padres mayores y sus hijos adultos radica en permitir que cada uno cuide de sí mismo cuando sea posible. Creo que todas las familias florecen en un terreno que se ha visto suavizado por la cantidad exacta de indiferencia benigna. Pero ¿qué pasa cuando tu familia se topa con un obstáculo y necesita tu ayuda? Ahí es cuando debes intervenir. En la actualidad existe un movimiento creciente que pide construir pequeñas comunidades como si fueran pueblos, igual que en el pasado, cuando un pueblo coreano entero a menudo se encargaba de cuidar a los niños y a fomentar una cultura de crianza comunal. Animaría a cualquiera que tenga la posibilidad a que probara esa idea de crianza comunal con su propia familia extensa.

No te sientas presionado a no pedirle nada a tu familia porque crees que eso es lo que se espera de ti. Recuerda que, en esta sociedad impredecible, tu familia es una red de seguridad fiable. Son las personas en las que siempre te puedes apoyar. Cuenta con el conocimiento y el trabajo colectivo de tu familia, considerándolo uno de tus recursos más importantes. Cuando decidas aprovechar estos valiosos recursos, encontrarás muchas formas de afrontar mejor los obstáculos de la vida. Y si la relación con tu familia se vuelve más estrecha en el proceso, pues otra cosa más que te llevas.

CAPÍTULO 3

El futuro comienza con la generación siguiente

Hace un tiempo, un conocido me comentó esta cuestión con bastante cuidado:

—¿Sabías que tu hijo mayor dice que abandonará por completo el *jesa* cuando mueras?

Seguramente había visto una publicación en Facebook de mi hijo en la que declaraba su intención de dejar de celebrar la tradición del *jesa* cuando yo ya no estuviera. En la vejez, me dijo mi conocido, deberíamos esforzarnos por mantener una relación estrecha con los hijos, y también me recomendó que pusiera a mi hijo en su sitio. Yo me reí y bromeé con que, para aquel entonces, ¡yo ya sería un alma hambrienta! Bueno, lo cierto es que siempre he sabido que a mi hijo no le hacía ninguna gracia esta tradición coreana. Al honrar la tradición del *jesa*, las familias coreanas preparan todos los años banquetes para sus ancestros muertos en el aniversario de sus muertes, según el calendario lunar, ya obsoleto. La tradición marca que todo banquete estará formado al menos por diez platos, todos preparados en el día por las mujeres de la familia cuando todo el mundo se reúne en la casa del hijo mayor que esté vivo. De hecho, mi hijo detesta todo tipo de formalidades, así que no me sorprende que también quiera deshacerse de este ritual tradicional por los difuntos.

En resumen, querido lector, no le guardo rencor a mi hijo. De hecho, en la historia de mi familia ha habido generaciones de valientes adaptaciones e ideas progresistas en lo que concierne al *jesa*. En el *sunsan* de mi familia (선산: una montaña que pasa de generación en generación en las familias coreanas para enterrar a todos sus miembros) solía haber seis lugares de sepultura vigilados por un guardabosques. Sin embargo, durante la guerra de Corea, nuestro *sunsan* se convirtió en una comunidad de chabolas para refugiados que huían de las provincias del norte. Pronto, el edificio de la preparatoria cercana también pasó a ser un hospital temporal donde alojar a los soldados heridos, que obligó a que la escuela utilizara partes de nuestro *sunsan* para las clases de gimnasia. Durante aquella época llegamos a disfrutar incluso de una escena inusual: un profesor intentando dar clase a los estudiantes encima de una tumba.

Sobra decir que había llegado el momento de trasladar nuestros lugares de sepultura, pero mi padre y sus nueve hermanos no se ponían de acuerdo sobre cómo proceder. Mi madre, al ver que estaban en un callejón sin salida, propuso incinerarlos a todos y esparcir las cenizas por el río Nakdong. En esa época, la osadía de su propuesta fue todo un escándalo. No debió de resultarle fácil expresar su opinión, con seis cuñadas y dos cuñados presentes que, al ser mayores, tenían más autoridad en la familia tradicional coreana. Pero mi madre consiguió persuadirlos a todos, basándose en que mi padre, el hijo mayor, estaba enfermo y tenía dificultades para gestionar los lugares de sepultura. Al final, mi madre se encargó de todos los *pamyo* (파묘: el acto de exhumar los cadáveres y trasladarlos) y del proceso de incineración, con la ayuda de un solo trabajador, lo que indica que su argumento, aunque lo hubieran aceptado, no acababa de entusiasmar del todo a los demás miembros de la familia como para que alguien se ofreciera de voluntario. Pero mi madre optó por el pragmatismo y por modificar unas tradiciones que, sin duda, habría sido un problema mantener.

Cuando yo tenía dieciséis años y mi padre falleció, me convertí en cabeza de familia según las leyes coreanas de la época. Una de las primeras decisiones que tomé fue cambiar al calendario solar todas las fechas del *jesa* y anunciar a toda mi familia que ya no celebraríamos aquella tradición por nuestros numerosos ancestros, sino solo por las dos últimas generaciones; es decir, las de nuestros padres y abuelos. Mis tías no daban crédito cuando saqué el tema, y hubo veces en que se presentaban con comida y ofrendas en las fechas lunares en vez de en las solares. Aquello me tomaba siempre desprevenido, porque había dejado de seguir el calendario lunar; un calendario que había quedado obsoleto incluso antes de que yo naciera. Pero me mantuve firme y continué persuadiéndolas, explicándoles que todo se debía a que ya no podría estar al tanto de las fechas lunares cuando los familiares mayores que las más presentes murieran. Finalmente, mi familia, miembro a miembro, acabó cediendo. Y, por suerte, llevamos honrando esta tradición coreana según el calendario solar desde entonces.

Cuando todos mis familiares mayores fallecieron, sentí que de nuevo había llegado un momento de cambio. Corría el año 2002, cuando mi esposa y yo comenzamos a vivir con mis hijos en nuestra finca comunal. Hubo una discusión acalorada sobre el *jesa* y decidí celebrar solo las fechas del *jesa* de mis padres y presentar respetos a las generaciones anteriores durante las dos fiestas principales coreanas: el Año Nuevo Lunar y el Chuseok, una festividad otoñal en que se honra a los ancestros. También sugerí que si ya no estábamos dispuestos a seguir la tradición al pie de la letra, debíamos repensar también el formato para que encajara mejor con nuestra realidad. La familia entera se sentó a la mesa y mantuvimos un acalorado debate. Como resultado, terminamos con dos principios: en primer lugar, a nuestro *jesa* cada uno traería su comida; y en segundo lugar, todos los miembros de la familia honrarían la tradición según sus creencias religiosas respectivas. Durante los últimos catorce años, mi familia ha celebrado esta antigua tradición coreana sin los conflictos habituales a los que se enfrentan aún muchas familias coreanas, que giran en torno a la cantidad de comida que hay que preparar, cuándo celebrarlo, para cuántas generaciones y cuántas veces al año.

Como sabes, soy médico. Es decir, creo en la ciencia. Debo confesar que no creo en la existencia no demostrada de la vida después de la muerte, ni en que los espíritus hambrientos de mis antepasados me rondan en la fecha de sus muertes, esperando un banquete. Por tanto, para mí, el *jesa* no significa en el fondo un ritual anual por los difuntos. Ha llegado a convertirse en un momento en que nosotros, los vivos, podemos honrar a los difuntos y aprender a aceptar su ausencia. Por eso debería ser un momento memorable y significativo para los vivos. Si los vivos se pelean por los detalles del ritual todos los años y se distancian, y que me perdonen por decir esto, la tradición ha pasado a ser ya algo insignificante y lo mejor es dejarla morir. ¿Por qué no adaptar un ritual por los difuntos a la realidad de los vivos? Según estas creencias, he intentado encontrar la forma adecuada de celebrar esta tradición.

Pero ahora mi hijo ha ido un paso más allá y ha anunciado que dejará de celebrar la tradición por completo. Esto significa que, cuando yo ya no esté, tomará la decisión como persona mayor y líder de la familia de despedirse de la tradición que tantos sacrificios y trabajo exige a los miembros de la familia. Es como cuando mi madre decidió incinerar los cuerpos de nuestros antepasados, como cuando yo reduje y simplifiqué significativamente el *jesa*; es una proclamación de respeto por la siguiente generación de la familia y sus necesidades, y un guiño a la modernización. Hay a quien puede parecerle inaceptable, sin duda, y criticarnos por haber echado a perder esta antiquísima tradición, pero ¡yo estoy abierto al cambio! Querido lector, veo claramente que mi momento ya ha pasado, y a partir de ahora recibo con los brazos abiertos que la generación de mi hijo tome el mando.

Y, en realidad, después de mi muerte, todo lo que tenga que ver con esta tradición, y con todo lo demás, dependerá por completo de mis hijos. El hecho de que ellos se encarguen de todo y hagan cambios para el futuro me quita un peso de encima. Ha llegado el momento de que les deje tomar las decisiones que conciernen a la familia y pase el resto de mi vida centrado en mí y en mi bienestar. ¡Qué liberador!

Querido lector, no te lo tomes como algo personal cuando llegue el momento de que tus hijos lleven la batuta de tu familia. El mayor problema, del que quizá te estés olvidando, es que tus hijos se nieguen a asumir el mando y no tengan ningún interés en reunir a la familia sin ti; eso te obliga a pasarte el resto de tu preciado tiempo en la vejez preocupándote por todo y ocupándote de los asuntos familiares grandes y pequeños. Y tus hijos, igual que tú, también tendrán que delegarte las decisiones importantes y esperar a que tomes una decisión. ¡Vaya pérdida de tiempo! En este círculo vicioso, los padres mayores pasan a ser demasiado controladores, y sus hijos adultos pierden la confianza en las dinámicas familiares. Bastante difícil es crear y mantener un vínculo fuerte con tus hijos en la vejez como para cometer este error y complicarlo aún más.

Por supuesto, entiendo que, como padre, creas que tus hijos no cumplen todas tus expectativas. Sobre todo si has logrado grandes cosas en la vida, es posible que caigas en la trampa de dudar y subestimar a tus hijos en todo lo que hacen. Pero deberías aprender a respetar a tus hijos tal como son cuando se convierten en adultos. Incluso aunque a veces creas que cometen errores, deberías dejar que aprendan de ellos a su manera. Has hecho un gran trabajo criándolos hasta ahora; los has alimentado, vestido y educado, ¿no? Ahora ha llegado el momento de dar un paso atrás y aceptar que tu tarea de educador ha terminado. En vez de eso, aprende a ser su mejor apoyo, a ser quien más los anima, sea cual sea el camino que elijan en la vida. Recuerda que tus hijos no pueden crecer bien en la larga sombra que proyectas si no das un paso al lado y dejas que entre el sol.

El objetivo final de todo padre es la verdadera independencia de sus hijos, pero nadie puede llegar a ser verdaderamente independiente a la primera. Igual que un bebé debe caerse mil veces hasta aprender a ponerse de pie y caminar erguido, todos los niños van ganando independencia con los años a base de ensayo y error. Caerse y fracasar es lo primero antes de erguirse, y mucho antes de poder caminar; de la misma forma, tus hijos no serán independientes de golpe, sino que aprenderán a serlo a base de ensayo y error. Permite que tus hijos se pongan de pie solos, para que luego puedan comenzar a tomar sus propias decisiones. A lo largo de la historia, el futuro siempre comenzaba cuando la nueva generación dejaba atrás a la anterior de una forma necesaria e inevitable.

CAPÍTULO 4

Eres, en un sentido bastante literal, un milagro vivo

En 2011, mi esposa y yo fuimos a un retiro de dos días para parejas en la isla de Jeju, con mis antiguos compañeros de la universidad y sus parejas, con el objetivo de celebrar el quincuagésimo aniversario de nuestra graduación. El último día del retiro era un domingo, así que algunos de mis amigos religiosos fueron a la iglesia. Por la tarde, mis amigos católicos regresaron hechos una furia. El sacerdote había dicho algo que los había sacado de quicio.

Al tratarse de un grupo de feligreses desconocidos, el sacerdote les preguntó qué los había llevado hasta allí desde el continente, cuál era la ocasión especial. Respondieron que estaban de viaje por el quincuagésimo aniversario de su graduación en la Facultad de Medicina, a lo que el cura exclamó:

—Vaya, ¡qué vida tan larga!

Mis amigos montaron en cólera y no dejaron de apretar los dientes ni en el hotel. Criticaban al sacerdote con comentarios airados del tipo: «¿Cómo se atreve a tratarnos como a unos vejestorios?», y «prácticamente nos estaba preguntando por qué no estábamos muertos ya».

Yo, personalmente, sigo sin creer que el sacerdote tuviera mala intención. Es más factible que mis amigos, a los que les había costado aceptar la vejez, interpretaran las palabras del sacerdote de la peor forma posible. Traté de calmarlos.

—Yo creo que el sacerdote quería felicitarnos por haber superado todas las dificultades, así que no se lo tomen como algo personal.

De hecho, la mayor parte de la gente de mi generación, yo incluido, hemos sobrevivido al siglo pasado de milagro. Vivíamos cada día bajo la amenaza constante de la pobreza, la enfermedad y la guerra. A los seis años padecí un grave episodio de fiebre tifoidea. Por aquel entonces no teníamos forma de tratarla, de modo que solo me quedaba rezar por mi vida. Por suerte sobreviví a aquellas fiebres. Hacia el final del régimen colonial japonés tenía nueve años y me salvé de los reclutamientos japoneses para las fuerzas aéreas juveniles por un año. Pero todos los niños de mi alrededor de diez, once y doce años acabaron siendo aprendices de kamikaze (escuadrones suicidas). Con catorce, durante la guerra de Corea, estábamos en medio de una crisis, a punto de perder el frente en el río Nakdong, y el Ejército de Corea salía a buscar más soldados por la noche. Sin embargo, a mí tampoco me reclutaron, porque me faltaba, de nuevo, un año para tener la edad adecuada, y acabé trabajando junto a un artista bélico y ayudando en la producción de propaganda de guerra. Más tarde me encontré en medio de turbulentas épocas de la historia coreana, como la Revolución de Abril y las protestas de Gwangju, pero me las he arreglado para sobrevivir hasta ahora. Si esto no es algún tipo de intervención divina, yo ya no sé lo que es.

A uno de mis primos lo acusaron de simpatizar con el comunismo y lo asesinaron en la masacre que tuvo lugar en el valle de Geochang, en Daegu. Su hijo pequeño murió en el Ejército durante la guerra de Corea. Mi tío más joven también falleció en la guerra, y un primo de mis padres terminó en el Ejército norcoreano. Si le preguntas a la gente coreana de mi edad, te contará historias de sufrimiento similares. La muerte y las grandes pérdidas siempre nos rondaban, así que la vida en sí era un milagro. A menudo digo: «Tal vez pienses que todo el mundo puede llegar a los ochenta, pero habrá gente que no los verá».

Cuando hablo sobre el universo con mi hijo el astrónomo, me quedo sin palabras ante su inconcebible inmensidad. Este planeta que llamamos hogar se creó por pura casualidad, en este universo ilimitado que se extiende mucho más allá de nuestro alcance. La raza humana solo ha existido durante un periodo de tiempo ínfimo en la historia de la tierra: 4 600 millones de años. Yo, Rhee Kun Hoo, soy una mota de polvo diminuta que flotará durante un instante y desaparecerá en el gran esquema del universo. ¿No dirías que la existencia de cualquiera de nosotros es un milagro en sí?

De joven derrochaba seguridad y determinación, convencido de que viviría mi vida como quisiera. A veces se me recompensaba por mis esfuerzos, pero no siempre, y aun así siempre me consideraba el responsable tanto de mis éxitos como de mis fracasos. En resumidas cuentas, vivir con esa certeza me ha procurado una vida feliz y satisfactoria. Con todo, al echar la vista atrás me doy cuenta de que lo que ha regido mi vida han sido las fuerzas de grandes casualidades y muchos encuentros fortuitos. El poder de la casualidad y los encuentros fortuitos han jugado, por fortuna, a mi favor, y de ahí que hoy siga aquí, vivo y coleando.

No des por sentadas las cosas de tu vida. Una vida con una salud relativa no es un privilegio del que pueda disfrutar todo el mundo, y tampoco es simplemente una recompensa por tus esfuerzos. En este mundo interdependiente y unido, nadie está solo. Seamos o no conscientes de ello, siempre nos influimos los unos a los otros. Cuando comprendas cuál es tu lugar en el gran esquema del universo, no podrás evitar sentir humildad y agradecimiento. Y alguien que ha vivido lo suficiente para sentir esa humildad puede ejercer también una gran influencia en la vida de otra persona.

CAPÍTULO 5

Todos los días pueden ser una celebración

En 2014 cumplí ochenta años en edad coreana. Hasta 2023, los coreanos teníamos una forma única de contar la edad. Se consideraba que teníamos ya un año al nacer, y todo el mundo cumplía un año cuando comenzaba un nuevo año en el calendario, independientemente de su fecha de nacimiento. Ochenta años es, en mi opinión, la marca de la vejez, y yo no fui la excepción. Párpados caídos, cabello blanco, mala vista y audición, paso lento y hombros caídos: señales inequívocas de un anciano. Pensé: ahora ya nadie dudaría en llamarme *abuelo*.

Un día cruzaba un paso a desnivel de camino a la oficina y un hombre de mediana edad me saludó al pasar y me dijo:

—Está fantástico, abuelo.

Le respondí con una media sonrisa. ¿Por cuál etapa de la vida estaría pasando aquel hombre? Tal vez por la etapa de las grandes responsabilidades y deberes, que podían ser abrumadores y satisfactorios a la vez. Sí, sería principios de otoño, el momento de recoger los frutos cuando el sol inclemente y las tormentas han quedado atrás.

Yo ya dejé atrás ese sofocante verano y el otoño fecundo, y alcancé el invierno de la serenidad. Mis logros y gloria son cosa del pasado; la ira y el rencor ya no me reconcomen por dentro. Soy por fin libre e hice las paces con el mundo. Es posible que los ochenta sean la época dorada de la vejez.

¿Y cómo podía compartir las alegrías que había encontrado tras cumplir los ochenta años con la gente que quería? Mi aniversario se acercaba y tenía muchas cosas en mente. Quería organizar algo importante para mi aniversario y compartir unos momentos memorables con las personas que agradezco tener en mi vida.

—Este año, todos los días serán mi cumpleaños —anuncié a mi familia cuando me preguntaron qué quería por mi aniversario.

Ochenta años es demasiado tiempo como para celebrarlo en un solo día, decidí. Y si reunía a todos mis familiares y amigos en un lugar y compartíamos una comida cara sin llegar a hablar en condiciones con nadie, ¿qué sentido tendría? Por eso quise dedicar un año a encontrarme con todos mis seres queridos en persona, uno a uno, y agradecérselo personalmente con una buena comida mientras recordábamos el pasado.

Aunque, por supuesto, contactar de repente con alguien para celebrar mi octogésimo cumpleaños le supondría mucha presión, así que empecé a ver a la gente sin mencionar lo de mi aniversario. Y hasta que no nos lo habíamos pasado en grande durante una comida agradable, cuando estábamos a punto de despedirnos, no les revelaba que cumplía ochenta años.

Normalmente me encontraba con dos reacciones distintas. La primera era una respuesta culpable porque, de haberlo sabido, me habrían invitado a una comida más decente. Pero, para mí, cualquier comida habría sido más que decente para celebrar mi aniversario. La segunda era una apreciación de aquella idea única de celebrar el aniversario durante todo el año. Cuando llega tu octogésimo aniversario, la familia suele preparar algo grandioso y gastarse mucho dinero, pero cuando llega el día sueles estar demasiado abrumado como para disfrutar del acontecimiento en sí. Los amigos con los que me reuní durante mi aniversario me dijeron que tendrían que pensarlo bien cómo querían celebrar su propio octogésimo aniversario.

¿Cuántas veces en la vida crees que eres la estrella de una fiesta o de una gran celebración? En tu primer cumpleaños, en tu boda, al cumplir sesenta, setenta y ochenta años... Aunque lo sumes todo, no llega ni a diez veces a lo largo de tu vida. Y esas ocasiones son una de las pocas oportunidades que tienes de reunir a tus seres queridos en un sitio para celebrar tu existencia, pero estamos tan obsesionados con el decoro y los detalles que a menudo acabamos perdiéndonos el placer de celebrar y ser celebrados. Sí, puede que a simple vista todo parezca ideal, pero a poco que lo analices detenidamente te darás cuenta de que esos días a menudo ocultan un caos absoluto. ¿Quién es capaz de celebrar en condiciones ese tipo de fiestas, aparte del propietario del restaurante donde se organizó el evento?

Recuerda que la pregunta que me suelen hacer la mayoría de mis lectores es: «¿Cómo has conseguido divertirte tanto?». Y yo siempre respondo: «¿Cuándo dije yo que me haya divertido? Dije que quiero divertirme». La vida se compone, en gran medida, de días ordinarios, y no tanto de momentos de euforia o penas profundas. Si sigues despreciando los días ordinarios, acabarás pasándote casi toda la vida triste y aburrido, pero si procuras divertirte y ser feliz con lo que puedas hallar en esos días mundanos, tu vida, la suma total de tus días, será como una gran fiesta. Ese es mi secreto para una vida feliz: buscar todas las alegrías y diversiones posibles en el día a día. Y un día de celebración es una de las mejores oportunidades para divertirse a lo grande. Es decir, es un día en que la gente ya está preparada para celebrar tu existencia, así que ¿por qué no aprovecharlo al máximo y celebrarlo a tu gusto? Imagínate lo muchísimo que puedes llegar a divertirte.

Una vez visité una exposición en la isla de Jeju, organizada por un artista que era miembro también de la Family Academia y cuya técnica principal eran las pinturas de Asia oriental; su intención era celebrar su sexagésimo aniversario. Al echar un vistazo por la exposición, me topé con un retrato que me resultaba extrañamente familiar. Lo examiné de cerca, ¡y me di cuenta de que era una pintura de mi cara sonriente! El artista se dio cuenta y me dijo con una sonrisa:

—Pinté las caras de sesenta de las personas más importantes de mi vida durante estos últimos sesenta años. Me hizo muy feliz trabajar en este cuadro. Se basa en una fotografía que tomé aquel día que estuvimos juntos de voluntarios en el orfanato.

Sus palabras y el cuadro fueron un regalo precioso, ¡y pensé que entonces era yo quien estaba allí para celebrarlo! La generosidad de convertir su propio aniversario en una ocasión para dar las gracias a otras personas reflejaba sin duda quién era: una persona amable y considerada que alegraba a todas las personas de su alrededor.

Aunque creas que no te ocurre nada especial, no deberías ir por la vida aburrido y apático. Se puede encontrar la diversión en cualquier lado. Es precisamente esa actitud pasiva con que te enfrentas al mundo lo que suele producir más insatisfacción. Deberías buscar la diversión de forma activa; es la única forma de hacerla realidad.

El día de mi verdadero octogésimo aniversario, el coreano, fue el 30 de diciembre de 2014. Ese día, los trece miembros de la familia organizamos una fiesta íntima. Mis hijos fueron a una pescadería a primerísima hora de la mañana a comprar un sashimi excelente, que me encanta, y nos dimos un banquete de sashimi y un guisado de pescado hecho con los restos y las raspas. Luego nos regalamos dinero, como marca la tradición coreana. Tuvimos un momento para compartir algunos recuerdos de mis ochenta años de vida. Fue perfecto en todos los sentidos, satisfactorio e informal, y no existe lujo en el mundo que hubiera hecho que mi octogésimo aniversario hubiera sido mejor.

CAPÍTULO 6

La libertad de hallar tus propios valores

Hoy día, cuando veo la tele o navego por internet, me encuentro con muchísimas palabras que me cuesta entender, normalmente siglas y acrónimos. Estoy seguro de que para los jóvenes es pan comido, pero a los ancianos todas estas palabras nos intimidan un poco. Y en realidad no puedes evitar aprendértelas, porque ahora hay un sinfín y se usan mucho; estas siglas y acrónimos se han convertido en una parte esencial de las conversaciones informales. A veces me siento como un personaje de anime perdido, que se queda perplejo ante cualquier palabra.

En un primer momento necesitaba que mis nietos me ayudaran hasta con las más rudimentarias, como ㅋㅋ (*lmao*) o ㅎㅎ (*lol*) para expresar risa, pero ¡Dios mío, cómo ha aumentado todo estas últimas décadas! Ahora estamos en otro nivel. Por eso decidí comenzar a estudiar todas esas palabras y acrónimos inventados, pidiéndoles ayuda a mis nietos si lo necesitaba e investigando por mi cuenta. *Gapbunssa* (갑분싸) significa que la situación se ha vuelto incómoda de repente. A los hombres que renuncian a formar una familia o a cuidar a la que ya tienen los llaman *gaponam* (가포남), y a las mujeres que han tomado las mismas decisiones, *gaponyeo* (가포녀). Estos acrónimos dicen mucho de la sociedad coreana, donde no puedes sobrevivir en un entorno corporativo a menos que renuncies a tu familia. A aquellas personas con buenos modales las llaman *gaetop* (개탑) y a las maleducadas, *gaetopbul* (개탑불). Escribí estos acrónimos en ocho hojas A4.

Sí, fue un incordio, y hubo momentos en que aquello me sacaba de quicio, pero leer y escribir estas palabras en realidad fue bastante divertido. Una de mis favoritas, que me llamó la atención de inmediato, fue *sohwakhaeng* (소확행), que se traduce como «felicidad breve pero asegurada», una tendencia entre los *millennials* y los integrantes de la generación Z: conformarse con esos momentos de felicidad breves pero asegurados de la vida cotidiana, en lugar de sacrificar su presente por una felicidad lejana e incierta. Y esta palabra es un triste reflejo de la Corea del siglo XXI, donde lo que una vez dimos por sentado (estabilidad profesional, casarse, formar una familia y tener vivienda propia) se ha convertido ya en una promesa vacía.

¿Sabes qué aprendí de verdad con todo esto? Lo traicionadas que deben de sentirse las generaciones jóvenes por el mundo. Por otro lado, me enorgullece ver que se enfrentan a aquello que nosotros, las generaciones mayores, no hemos tenido el valor de afrontar. ¿Acaso no hemos hipotecado nuestro presente por nuestra felicidad futura? Muchos nos hemos repetido a nosotros mismos: «cuando acabe la universidad», «cuando tenga un trabajo estable», «cuando me asciendan» o «cuando gane suficiente dinero». Sí, nos han enseñado a perseguir la felicidad cuando estuviéramos preparados, y eso hemos hecho. Pero estas generaciones jóvenes quieren vivir el momento y aprovechar la felicidad cuando la tienen al alcance de la mano, ¡y qué actitud más sabia!

Todos hemos vivido esas vidas frenéticas y con estrechez de miras a las que nos han abocado las competitivas sociedades modernas. Creo que la mayoría de nosotros creíamos en el camino del éxito asegurado, pero no teníamos tiempo de cuestionarnos si era el camino más apropiado para nosotros. Seguíamos adelante con un objetivo en mente, pero un día nos encontramos jubilados, con nuestros hijos a punto de salir del nido, un momento en el que la vida se mecía como un barco sin mástil. Y se mece, claro, porque has perdido el propósito, la única brújula vital que has conocido.

Y si, para colmo de males, te obsesionas con la sensación de que se te acaba el tiempo, aún peor. Ese tipo de inseguridades te incitará a meterte en proyectos ambiciosos: te propondrás lograrlo todo, como si aún estuvieras en la universidad y te pasaras la noche en vela. Puede que te pases de entusiasmo y lo pruebes todo: ejercicio, viajes, voluntariado, estudios, lo que sea que pueda estar en boga en cada momento. He visto a algunas personas gastarse una fortuna en una cámara profesional solo para probar la fotografía. Hay quien paga los viajes organizados más caros solo para ver por fin el mundo. Hay otras que se pavonean de su capacidad para ejercitarse con pesas. Sea lo que sea, querido lector, hay algunas personas que sentimos la tentación de lanzarnos de nuevo hacia ese estilo de vida competitivo incluso ya jubilados.

Otra cosa sorprendentemente maravillosa de la vejez es que ya no necesitas ponerte un objetivo. ¿Qué vas a hacer con todo el tiempo que has pasado estudiando? Ya no vas a obtener un doctorado. No podrías participar en las olimpiadas ni aunque te pasaras el día entero entrenando. Viaja por el mundo y presume, claro, pero te costará encontrar un público dispuesto a escucharte. Entonces, ¿por qué en la vejez estudiamos, entrenamos y viajamos? Yo diría que por pura diversión, no porque tengamos un objetivo o intentemos sacarle provecho, sino porque gozamos del proceso en sí.

De la meta al proceso, de la motivación extrínseca a la motivación propia. Esa es la transformación vital a la que debes someterte, tarde o temprano, en la vejez. La vida es más larga de lo que crees, y a partir de ahora se te hará todavía más larga. Si quieres cruzar este largo río de la vejez, vas a necesitar algo mejor que un salvavidas hecho a partir de los valores de los demás. Necesitas uno firme y seguro confeccionado a partir de tus propios valores. ¿Qué te gusta, qué te inspira y qué da sentido a tu vida? ¿Por qué no descubres todo eso primero?

Hace años vi un interesante documental titulado *A Hundred Years Old: Shock* [Cien años: conmoción; 100세 쇼크]. Una mujer de mediana edad afirmaba en una entrevista que hacía un tiempo había comenzado a preguntarse qué era lo que más le gustaba, y seguía diciendo:

—Me encanta hacer cosas que tengan sentido y tareas de voluntariado, pero sobre todo quiero sentirme llena de vida, desde lo más hondo de mi ser.

Finalmente eligió la filosofía como actividad principal. Irradiaba felicidad cuando decía que jamás se hubiera imaginado que estudiar filosofía a su edad pudiera ser tan divertido.

He conocido a muchas personas deprimidas por haber perdido sus objetivos vitales. Pero ¿hay acaso alguna otra respuesta a la vida más que vivir y ser fiel a uno mismo? Todo objetivo que no sea encontrarse y ser fiel a uno mismo no es más que un comodín. Ha llegado el momento de que te hagas una de las grandes preguntas de la vida: ¿qué es lo que realmente deseas? La respuesta a esa pregunta es la clave de tu felicidad.

CAPÍTULO 7

La felicidad pura de hacer algo porque sí

En 1996 recibí, de manos de la Asociación de Escritores Coreanos, un galardón bastante extraño, llamado el Premio Más Literario. Se otorga a aquellas personas que no son escritoras literarias, pero lo parecen. Total, que yo estaba que no cabía en mí. Era como si mi prolongado amor no correspondido por la poesía se me hubiera reconocido al fin.

Lo de «no correspondido» no lo digo porque sí. Adoro la poesía como el que más, pero no tengo ningún tipo de habilidad para escribirla. Cuando tenía nueve años, Corea se independizó al fin y empecé a aprender por primera vez el idioma coreano. Mi profesor estaba eufórico y quería difundir la alegría por la independencia coreana, así que nos llevó a un parque para impartir clase al aire libre. Nos asignó dos horas de escritura autónoma. Por aquel entonces, yo estaba pasando por una mala época y por algo parecido a una crisis de identidad, debido a todas las transiciones sociales que produjo la independencia de Corea. Como es lógico, solía tener la cabeza en las nubes, e incluso durante aquella clase de escritura les estaba dando vueltas a demasiadas cosas. Mientras soñaba despierto, oí al profesor anunciar:

—¡Niños, vayan acabando!

Habían pasado dos horas en un abrir y cerrar de ojos. Preso del pánico, apunté en la libreta una frase en coreano: «Vine a este parque a una clase de escritura». Ridículo, ya lo sé, pero era la primera frase que escribía en coreano. Ya me entiendes: no soy poeta y nunca lo seré.

En la preparatoria tampoco fue demasiado distinto. Hacia el final de la guerra de Corea me enteré de que hubo una manifestación prodemocracia en Budapest, la capital de Hungría. Me conmovió tanto aquel grito por la democracia en un país comunista, por no mencionar que además era uno de los Estados satélite de la Unión Soviética, que escribí un poema y se lo envié a mi profesor de literatura. Recuerdo que trataba sobre la importancia de la libertad. Pero el maestro, que además también era poeta, quiso hablar conmigo en privado y me dijo:

—No tengo ni idea de lo que estás intentando decir.

Un buen poeta necesita la sensibilidad adecuada (que yo creía tener), pero también debe tener buen ojo para las palabras y los versos. Mi poema ignoraba por completo la palabra y la forma. Por eso no transmitía mis sentimientos, y mi amor no fue correspondido.

En la universidad llegué incluso a fundar una asociación estudiantil de aspirantes a poeta, y conseguí que un profesor nos instruyera. Pero escribir poesía seguía fuera de mi alcance. Con mucho pesar, renuncié a ser poeta, pero he sido un amante de la poesía durante toda mi vida.

Aquel premio, el Premio Más Literario, reavivó mi amor por la poesía. Recluté a un grupo de conocidos que amaban la poesía tanto como yo y creamos lo que bautizamos como Club Yeti de Poesía. Los miembros del club nos reunimos el segundo jueves de cada mes y todo el mundo recita poemas (sus favoritos o creaciones propias), y luego los comentamos. Y una vez al mes vamos al orfanato de Gwangmyeong y pasamos un rato con los niños. El club acaba de celebrar su vigésimo cumpleaños.

Algunos de los miembros son poetas publicados, pero la mayoría tienen un trabajo normal de oficina. Es decir, que tienen una relación amorosa unilateral con la poesía, como yo. Creo que es esa sensación de pertenencia lo que hace que me sienta como en casa en las reuniones del club. Escuchar a los miembros leer sus propios poemas me transmite muchísima paz, y al leer mi poesía en voz alta me siento como si al final hubiera conseguido ser poeta. El Club Yeti siempre ha sido un lugar donde he podido desahogarme y alimentar mi decreciente sensibilidad poética. Y celebro, más de lo que podría describir con palabras, esta oportunidad mensual de ser poeta.

En el mundo laboral, aquello que se te da bien eclipsa lo que quieres hacer. Porque, en un sentido fundamental, los profesionales compiten. Que te guste tu trabajo es un plus, pero el mérito más importante es tu competencia. Así funcionan las cosas. Pero la competitividad también implica estrés, claro. Y unas altas expectativas generan presión. Ocurre lo mismo aunque tengas el trabajo de tus sueños, porque, al fin y al cabo, es un empleo. Así que necesitamos algo que podamos hacer por puro placer y deleitarnos, sin competitividad alguna, sin esa necesidad de mejora constante, para poder desahogarnos. Por eso necesitamos un pasatiempo, una afición fuera del trabajo.

Dedica un momento a pensar en tu vida. ¿Ha sido muy competitiva? Desde los años en la escuela cuando competías por buenas calificaciones para entrar en una buena universidad hasta los esfuerzos por conseguir un buen trabajo... Cuánta competitividad. Al habernos pasado la vida compitiendo, también intentamos instintivamente ser buenos en nuestras aficiones. Pero es imposible ser bueno en todo. Simplemente tienes que serlo en tu trabajo. Lo demás solo debes disfrutarlo y hacer tanto o tan poco como quieras. No se me da bien la poesía, pero llevo veinte años disfrutándola sin problemas. Experimenta por ti mismo el mero acto de hacer algo que te guste, sin la presión de la competitividad, y verás lo mucho que enriquece tu vida.

En la actualidad tengo dos aficiones. La primera es escuchar charlas en Galdar, una librería especializada en textos científicos de referencia. Esta librería independiente la fundaron mi hijo mayor, el astrónomo, y sus amigos amantes de la ciencia, conmigo como accionista. Es un proyecto maravilloso: un lugar donde vender libros de ciencia y organizar charlas sobre descubrimientos científicos. Cada vez que acudo como público a una de esas charlas, me quedo perplejo frente a los profundos misterios del universo. Aprender algo nuevo me da un placer inmenso, aunque hay quien podría preguntarse qué voy a hacer con todos esos nuevos conocimientos teniendo ya más de ochenta años. Pero ¿y qué si no saco provecho de esos conocimientos? Ahora que soy tan viejo, debería ser libre de explorar todo lo que me produzca placer, sin preocuparme de si voy a sacarle partido.

Mi otra afición es formar parte de un club de sellos. Llevo coleccionando un montón de sellos desde que empecé a viajar a Nepal. Un día revisé mi colección y me di cuenta de que había alcanzado un volumen considerable. ¿Qué iba a hacer con todo aquello? Tras muchas búsquedas online, encontré una comunidad en internet llamada Asociación de los Amantes de los Sellos. En cuanto me hice miembro, comencé a organizar divertidos juegos de preguntas con sellos de Nepal como premio para los ganadores. Al cabo de unos meses, me convertí en el miembro más popular. Aunque había empezado como un novato absoluto, a lo largo de los dos primeros años aprendí muchísimo sobre sellos como miembro de la asociación. Basándome en esta experiencia, recopilé tres libros sobre sellos nepalíes, y por uno de ellos gané un premio en la Exposición de Sellos Internacional Asiática de 2018, celebrada en Bangkok, en la categoría de literatura filatélica (relacionada con los sellos). Tanto reconocimiento por una afición que empecé ya de mayor solo por divertirme... ¡Qué sorpresa tan inesperada!

A medida que cumples años, tu mundo profesional va decreciendo de forma natural. Si eres de esas personas que solo han buscado un propósito en el trabajo, es posible que sufras una profunda crisis de identidad en la jubilación, o que incluso te sientas absolutamente inútil. Pero la jubilación no es el fin del mundo. Para no perder el norte en tu vida tras la jubilación, deberías aprender a construir y ocupar un lugar en un mundo de aficiones muy versátiles. Claro que cuanto antes empieces, mejor. Pero nunca es demasiado tarde para comenzar con una afición, ni siquiera cuando te falte poco para jubilarte. Yo empecé con ochenta años. Recuerda que no hay presión alguna siempre que lo disfrutes. No te olvides de este consejo. Quiero que compartas con otras personas el placer enriquecedor de hacer lo que te gusta porque sí, porque quieres.

QUINTA PARTE

Cómo empezar hoy mismo a ser feliz para siempre

CAPÍTULO 1

Haz las paces con el invitado inevitable

Cuando mi nieto tenía veinte años, me preguntó en una ocasión:

—Abuelo, a tu edad, ¿qué se te pasa por la cabeza? Siempre me ha parecido curioso. Claro que todavía me falta mucho tiempo para ser tan viejo como tú.

Le di un par de vueltas y respondí.

—Mmm, ¿eso te parece curioso? Lo cierto es que siempre tengo la muerte en la cabeza.

Mi nieto parecía desconcertado. Es probable que no se esperara esa respuesta, sabiendo que me pasaba los días con mucha energía y optimismo.

—¿Temes a la muerte, abuelo?

—Uy, pues claro. Al fin y al cabo, nadie puede decirme cómo es. El desconocimiento nos aterra. Pero tampoco puedo llegar a ser inmortal, me dé miedo o no. Toda vida llega a su fin. Por eso intento vivir cada día al máximo y no olvidarme de ser agradecido.

Mi nieto ladeó la cabeza, pensativo. No creo que no lo entendiera del todo. Cuando yo era joven, tampoco sentía esa fría inevitabilidad de las cuestiones sobre la vida y la muerte, o al menos no como ahora. Querido lector, todos necesitamos vivir de primera mano un acontecimiento que nos cambie la vida o vivir muchos años para empezar a tomarnos esas cuestiones realmente en serio.

Como comenté en un capítulo anterior, mi padre falleció con cuarenta y nueve años. Yo en aquel momento iba a la preparatoria. Después de su muerte, comencé a sentir un miedo a la muerte irracional, pero intenso, que siempre me reconcomía por dentro. Me daba miedo no vivir más que mi padre. Tardé mucho tiempo en afrontar al fin aquel miedo, porque no dejaba de ignorarlo y negarlo. Cuando visité por primera vez el Himalaya tenía cuarenta y nueve años, la edad con la que murió mi padre. Me seleccionaron para unirme a una expedición como miembro de una organización académica, pero cuando terminó la expedición, decidí quedarme allí seis meses más para conocer Nepal. Durante ese tiempo, también escalé una montaña a cinco mil metros por encima del nivel del mar con un sherpa, cargando con una tienda y nada más. Fue allí donde afronté el miedo que tanto tiempo había evitado: mi miedo a la muerte. Qué vulnerable me sentí, un humano frágil subiendo por el Himalaya. Un paso en falso o un cambio de tiempo inesperado podrían haber puesto fin a mi vida en aquella despiadada montaña. Cuando me enfrenté cara a cara con mi miedo a la muerte, se convirtió en un importante eje filosófico de mi vida.

Acompáñame al momento en que sentí el aliento de la muerte en la nuca. Corría el año 2003 cuando hice un viaje como médico voluntario a Nepal, y un día dejé de ver con un ojo. Seguramente se debiera al cambio drástico de altitud y de las condiciones atmosféricas durante el trayecto, o al estrés asociado a cuidar de mi grupo de voluntarios, pero al final resultó que se me habían reventado los vasos sanguíneos del ojo. Al regresar a Corea del Sur, me sometí a una operación de emergencia en un hospital universitario, pero no recuperé la vista. En esa intervención quirúrgica, los médicos descubrieron que tenía un estrechamiento congénito de los vasos sanguíneos del corazón. La situación era tan urgente que me programaron otra cirugía de inmediato. Aquel procedimiento consistía en extraerme una arteria del brazo y trasplantármela en los vasos sanguíneos del corazón; una intervención extremadamente compleja y difícil. De hecho, tenía un 50% de probabilidades de morir. Fue ahí cuando decidí que, si sobrevivía a aquella complicada operación, consideraría el resto de mi vida un extra. No dejaría que me atormentaran los remordimientos ni la codicia.

Por suerte, la cirugía fue todo un éxito, y, cuando volví en mí, se me llenó el corazón de alegría ante aquella segunda oportunidad en la vida. Desde la cirugía, me despierto todos los días con este primer pensamiento entusiasta: ¡Qué milagro que se me haya concedido otro día, que no haya muerto durante la noche! He aprendido a valorar la vida con toda su gloriosa cotidianidad. Con esto no quiero decir que haya conquistado mi miedo a la muerte, ni mucho menos, pero ya no permito que me controle.

Doce años más tarde, en 2015, volví a enfrentarme a una posibilidad de muerte muy real cuando resbalé en mi vivienda de la finca, me caí y me di un golpe en la cabeza. Tirado en el suelo frío, me llevé la mano temblorosa a la cabeza y noté que la tenía empapada de sangre y que el cráneo había cedido. En la ambulancia pensé: «Dios mío, esto es el fin». Se me pasó por la cabeza la palabra *muerte*, pero por alguna razón no perdí la compostura. Llegué a pensar: «¡Qué pena! Solo me faltaba un mes para terminar el manuscrito».

Qué extraño. Tras haberme pasado toda la vida temiendo la muerte, afrontaba aquellos últimos momentos como si hubiera trascendido a todo lo demás. Pero, sorprendentemente, al final resultó que no tenía daños cerebrales graves, solo unas heridas superficiales. Huelga decir que la hospitalización posterior fue un periodo de unas dificultades y una incomodidad insoportables, pero tuve la suerte de salir de allí vivito y coleando. Y, así, volví a la vida una vez más. Al contar esas dos experiencias cercanas a la muerte, casi podría decir que renací y que ahora no soy más que un chiquillo de nueve años.

Querido lector: siempre he sentido la muerte rondándome. A veces he querido huir por puro miedo. Pero nadie puede rehuir su destino o liberarse del todo del miedo a la muerte. Solo cuando acepté ese hecho irrefutable pude cambiar mi relación con la vida. Ahora todos los días son un sorprendente regalo, y me sigue asombrando que sobreviviera a aquellos momentos críticos. Ahora, cuando me acerco al final de mi vida, por fin comprendo que, al haber tenido siempre la sombra de la muerte acechándome, mi vida ha sido mucho más plena.

Puede que alguien me confunda con algún tipo de maestro taoísta que ha alcanzado la iluminación necesaria para no temer la muerte. Pero ¿qué ser humano podría alcanzar una iluminación así? Sí, ahora aprecio el papel que ejerce la muerte para dulcificar esta queridísima vida nuestra, pero aun así la idea de la muerte me resulta tan aterradora y desconocida como desagradablemente real. Lo que pasa es que procuro vivir mi vida sin obsesionarme con ello, porque no está en mis manos cambiar este destino humano. Cada mañana, después de alegrarme por vivir un día más, me viene la idea de la muerte sin excepción. Y aun así la arrincono en mi mente y pienso: «Bueno, un día más; vamos a ponernos en marcha y a disfrutarlo». Y con esa mentalidad positiva, puedo mantener la muerte a raya durante el día. Y menos mal.

Cuando era niño, los familiares mayores por parte de mi madre tenían un ataúd casero en un rincón de su salón tradicional coreano, y se acostaban allí día y noche. Era un ritual para aceptar la muerte cercana.

¿Cómo podemos llegar a superar una cosa como la muerte? No podemos. Simplemente hacemos todo lo posible para que el miedo no nos derrote del todo. Lo único que podemos hacer es entrenarnos para aceptar con humildad este sino. Si continúas resistiéndote y negando la muerte, siempre te frustrará esa impotencia y acabarás por hacerles daño a tus seres queridos. En la vejez, cuando tienes que poner en orden tus asuntos y disfrutar en paz de tus últimos días, puede que acabes torturándote, enojándote con el mundo y renegando de los demás.

Con ello no solo sufrirás muchísimo dolor innecesario, sino que dejarás unas cicatrices imborrables en el corazón de tus seres queridos que tendrán que despedirse de ti, de una u otra forma.

La muerte es el nombre del invitado más importante que tendrás que recibir en tu vida. Querido lector: todos y cada uno de nosotros debemos prepararnos por completo para darle la bienvenida, poco a poco, día a día. Y no hay mejor regalo de despedida para tus seres queridos que abrazar con naturalidad y tranquilidad la muerte. Por eso me aseguro de practicar todos los días para el día en que ese invitado se presente ante mi puerta, esperado pero de improviso. Que ese día llegue en paz, y que mi familia se quede con buenos recuerdos de mí cuando me haya ido.

CAPÍTULO 2

Da las gracias a tu pareja

«No voy a hacer eso» y «no puedo hacer eso» significan rechazo, pero el tono no es el mismo. Puedes decir «no puedo» cuando el rechazo se apoya en unas razones bien expuestas: «No puedo porque...». De esta forma, el rechazado no se lo toma como algo personal, por muy subjetivos o personales que le parezcan los motivos. Pero «no voy a hacer eso» se basa en un sentimiento personal de resistencia, y, por tanto, tiende a recibirse como una postura mucho más sesgada. No «vas a hacer» algo porque, básicamente, no te interesa.

Todos tenemos el deseo universal de que nos acepten, de que nos quieran. Por eso cualquiera puede sentir el miedo a «caer mal» o a «ser rechazado». Por eso el rechazo es tan complejo para las dos partes, tanto para la persona que rechaza como para la rechazada. También puedes herir al otro sin pretenderlo durante el proceso del rechazo.

Con esto no quiero decir que seas un pusilánime y nunca le digas que no a nadie. No poder decir que no, incluso en los momentos en que claramente deberías, te conduce a una serie distinta de problemas. Lo que quiero decir es que para poder forjar una relación sana, deberías aprender a rechazar bien y pulir tus habilidades. Por eso siempre he enfatizado la importancia de pasar de un «no» a un «no puedo porque». «No puedo», que implica algún razonamiento, pone menos énfasis en el rechazo y permite que el rechazado se lo tome con reservas, según cuál sea el porqué.

Pero como dice el refrán coreano, «ni siquiera un monje puede afeitarse la cabeza» (중이 제 머리 못 깎는다), y resulta que yo no he predicado con el ejemplo. Un día me di cuenta de que no usaba una gran variedad de expresiones con mi mujer, y recurría siempre a «no quiero», «no lo sé» o «no». No reconocí este patrón hasta que mi hija me dijo un día de repente:

—Hoy estás muy platicador, ¡qué raro en ti!

Estábamos en el coche, de camino a una cena elegante que corría por mi cuenta. Mi yerno intervino y dijo:

—A lo mejor es porque hoy no está tu madre aquí, cariño.

Ahí fue cuando comprendí que mis respuestas a mi mujer solían limitarse a negativas sin mucho más desarrollo. Con mis pacientes y estudiantes siempre enfaticé la importancia de no recurrir a ese tipo de lenguaje con sus parejas, y a mí tampoco me ha gustado nunca esa retórica, pero a mi mujer no paraba de repetirle «no» día y noche. ¡Qué necio había sido! ¿Cómo rayos había terminado así?

A medida que nos hacíamos mayores y comencé a tener la sensación de que mi mujer sacaba lo que yo consideraba temas triviales, me fui inclinando cada vez más hacia esa retórica del «no». Incluso cuando se preocupaba por mi salud, yo le quitaba importancia porque creía que estaba siendo fastidiosa y la ignoraba. Pensaba: «Otra vez con la cantinela de siempre», y no respondía ni interactuaba con ella. Cuando algo me hería los sentimientos, le soltaba como un adolescente rebelde: «No quiero».

Al fin y al cabo, no era tan diferente a las numerosas parejas que no dejaban de discutir y que venían a verme para pedir asesoramiento matrimonial. Todo el mundo me decía: «Mi cónyuge no cambiará. Llevamos todo el matrimonio discutiendo por lo mismo» o «Mi cónyuge es así, no puede cambiar. Aquí la parte idiota soy yo. ¡No sé por qué sigo en este matrimonio!». Todos prejuzgaban a sus cónyuges. Creían que sabían lo que les convenía, encontraban errores en todo lo que hacían y se negaban a escuchar cuando su cónyuge trataba de entablar una conversación, porque esperaban la misma cantinela de siempre. Y esos sesgos van construyendo un abismo entre las dos personas que cada vez cuesta más cruzar. He observado demasiadas veces cómo una pareja que tenía una reputación intachable fuera del hogar llegaba a casa y se pasaba el día entre discusiones airadas y desagradables, todo por culpa de esos sesgos.

Prejuzgar a la pareja y ningunearla es una trampa habitual en las relaciones longevas. Con el tiempo, el mundo cambia y las personas también, pero la percepción que tienes de tu pareja no siempre le sigue el ritmo. Como es natural, te vuelves menos inquisitivo y más indiferente. Hasta las discusiones acaban cayendo en los mismos patrones. Y cuando toda esa tensión acumulada alcanza un punto de no retorno, es posible que llegues incluso a plantearte la separación. Es una verdadera lástima cuando dos personas que lo veían todo de color de rosa y vivían juntas en un mundo de fantasía al principio de la relación, acaban cansándose y volviéndose contra la otra parte.

Si te estás cansando de discutir con tu pareja, deberías preguntarte si es posible que tú también la hayas encasillado. La percepción sesgada que tienes de ella es algo que viene de lejos y no podrás cambiarla de la noche a la mañana. Para ello, debes hacer esfuerzos conscientes, y te recomiendo seguir tres pasos.

Primero, escucha y espera a que tu pareja termine la frase. Cuando una pareja viene a pedirme consejo matrimonial o de pareja, siempre les asigno como deberes que se turnen para hablar. Cuando una persona está hablando, la otra debe escuchar. De lo contrario, terminan interrumpiéndose a media frase y se van poniendo rojas de ira.

Una de las razones principales por las que caemos en los mismos patrones durante las peleas es la reacción emocional. Aunque todas las discusiones comiencen de forma distinta, todas tienden a desenterrar viejas rencillas y, por supuesto, acaban culpándose mutuamente. Aunque creas que tu pareja te critica de forma injusta durante las peleas, no te dejes dominar por la ira y escucha primero. Mantén tus emociones a raya. Tu pareja estará mucho más abierta a charlar cuando se haya desahogado un poco. Solo entonces comenzará la verdadera «pelea». Cuando nos dejamos controlar por las emociones, las peleas se vuelven algo constante, pero si somos capaces de afrontarlas con una actitud racional, podremos resolver hasta las más complicadas.

Segundo, no le des demasiadas vueltas. Cuando hay un conflicto o problema entre tu pareja y tú, es posible que trates de analizar en exceso la raíz del problema. Pero créeme: ese enfoque rara vez resuelve el conflicto o el problema en sí. Esta actitud de «te conozco a la perfección» suele verse en aquellas personas que tienden a analizar y criticar a sus parejas, a contar las veces que se equivocan y a exigirles que cambien, y suelen culparlas con facilidad, y eso no las lleva a ninguna parte.

Pero ¿hasta qué punto puedes comprender de verdad a otra persona, por mucho tiempo que tengan de estar juntos? Al fin y al cabo, los coreanos decimos: «Puedes penetrar hasta diez brazas de agua, pero nunca entrar en la mente de otra persona» (열 길 물속은 알아도한 길 사람 속은 모른다). Todos tenemos sesgos y solo podemos analizar al otro desde nuestra perspectiva. Quienquiera que creas que es tu pareja en realidad no es más que tu interpretación o proyección. Por eso no deberías apresurarte a etiquetar o intentar adaptar a tu pareja a tus preferencias.

E incluso si tuvieras razón en algunos aspectos, ¿qué podrías hacer al respecto? La gente no cambia así como así. La genética, las relaciones familiares y las circunstancias sociales influyen en la personalidad de una persona, que a su vez se vuelve inseparable del camino vital que ha tomado esa persona hasta el momento. ¿Cómo vas a cambiar de un día para otro una personalidad forjada a lo largo de décadas? Y qué terrible tragedia sería si, aun así, te pasaras diez o veinte años intentando cambiar a tu pareja y los dos acabaran resentidos con el otro.

Tu pareja es alguien a quien debes aceptar, y no tanto entender por completo. Piensa en esto: ¿una de las razones por las que decidiste casarte no fue que podías contar con la presencia constante de alguien que estaría siempre a tu lado? ¿No querías casarte con alguien que te aceptara tal como eres? Acepta a tu pareja del mismo modo, antes de que se te ocurra quejarte porque tu pareja no cambia. Si sigues ciñéndote a esa perspectiva sesgada, mantienes una actitud crítica y te niegas a aceptar a tu pareja, acabarás generando más conflictos.

Tercero, escoge una retórica mejor. Desde el principio de nuestro matrimonio, mi mujer y yo hemos tenido por norma respirar un momento y recurrir al tratamiento honorífico al notar que estábamos a punto de discutir. Los tratamientos honoríficos siempre nos han resultado sumamente efectivos para calmarnos y dar un paso atrás, antes de analizar qué estaba pasando. Y no es tan fácil recurrir a insultos o groserías cuando la otra persona utiliza este tratamiento. En coreano, este se extiende a los verbos, y provoca un cambio drástico en el habla que establece un tono en la conversación. Aunque difieran en la forma, la mayoría de los idiomas cuentan con tratamientos honoríficos que te permiten expresar un respeto absoluto por la otra persona, y te recomiendo que utilices esa forma educada del lenguaje cuando notes que estás a punto de discutir. Este método también te ayuda a recuperar la autoestima, que puede haber recibido alguno que otro golpe con tanta pelea, y a respetarse mutuamente.

Cuando caí en la cuenta de cómo había estado tratando a mi mujer, apliqué de inmediato estas tres prescripciones mías a mi matrimonio. Primero, escuché a mi mujer, sin excepciones. Segundo, la acepté como era. Y tercero, en lugar de responder con un sucinto «no», le decía: «No puedo, porque...», y articulaba mis motivos como respuesta a aquellas preguntas sinceras que yo veía como «fastidiosas». Con esos sencillos cambios en la retórica, mi esposa me miró de arriba abajo y también hizo una pausa. Lo que no habían podido frenar mis expresiones de resistencia lo resolvió en un abrir y cerrar de ojos mi lenguaje respetuoso. Así es la naturaleza caprichosa del matrimonio, querido lector.

Pienso en todos los años que he pasado con mi mujer. Una chica descarada, una estudiante universitaria inteligente, una madre fuerte de cuatro hijos, una socióloga respetada y una abuela de cabello blanco. Todas esas historias están entrelazadas en una sola en el rostro de mi esposa. Si la vida de una mujer puede ser tan versátil, ¿cómo pude llegar a pensar que la conocía tan bien? En la vejez, tu pareja es tu mejor amiga. Antes de que pierdas a esa amistad irremplazable, valora si tú también te has permitido encasillarla y prejuzgarla por culpa de tu juicio nublado.

CAPÍTULO 3

Acepta la alegría de saber menos

Hace unos meses cerró la cafetería a la que había estado yendo durante los últimos tres años. Era una cafetería preciosa y acogedora donde la propietaria trabajaba sola, sin ningún trabajador más. Para completar ese ambiente acogedor, en las estanterías había objetos cosidos a mano y tazas de café hechas por la propia propietaria, una prueba de su buen gusto. En cuanto me sentaba allí, me sentía como en casa. Era mi sitio favorito para encuentros informales, y cuando terminaba un curso de la Family Academia, solía quedarme de ver allí con un montón de miembros para tomar un té o un café.

La propietaria abrió la cafetería al regresar a Corea tras haber estado viviendo un tiempo considerable en otro país, pero había decidido mudarse otra vez y por eso cerraba permanentemente el local. Decía que sentía muchísimo cerrarlo y dejar a la deriva a sus clientes habituales. Pero había algo que me reconcomía por dentro. ¡En tres años no me había dado por prestarle atención al nombre de la cafetería! Todo el mundo la llamaba «la cafetería blanca de la colina», así que no tuve ningún incentivo para aprenderme el nombre de memoria, supongo. Un día le pregunté vacilante:

—Perdone, pero ¿podría hablar un poco sobre el nombre de la cafetería?

—Se llama Casa de Gina. Gina es mi nombre en español.

Sentí una punzada de culpa por no habérselo preguntado antes. Tras un breve silencio, la propietaria, como si ella también hubiera sentido curiosidad, me preguntó:

—¿Por qué pide siempre capuchino?

Debo confesar algo: no tengo ni idea sobre café. Durante unas tres décadas, desde que empecé en mi primer trabajo hasta que me jubilé, solo bebí café instantáneo. Pero poco a poco comencé a ver cafés de distintos orígenes y marcas en las estanterías, y cafeterías con cartas donde aparecían más de veinte tipos de café, tantos que a veces la cabeza me daba vueltas. Al no ser un gran conocedor de aquella bebida con cafeína, opté por el capuchino simplemente por la canela que se espolvoreaba por encima, y ahora sigue siendo mi opción preferida.

—En primaria iba a clase con el hijo de un herbolario oriental —le contesté—, y le gustaba traer un puñado de canela a la escuela y compartirla con la clase todos los días. Era la época del régimen colonial japonés, cuando todos éramos pobres. Así que imagínese la ilusión que nos hacía. Era el único tentempié que conocíamos. Y tenía un sabor inolvidable.

Al decir eso, me pareció absurdo haber descubierto el nombre de la cafetería que llevaba los últimos tres años frecuentando justo antes de que cerrara para siempre, y que no supiera nada más del veneno que había elegido, el capuchino, salvo de la canela que lo acompañaba. Animado a mejorar un poco, al llegar a casa busqué el origen del capuchino. Por lo visto, el origen del nombre *capuchino* estaba en la Orden de los Hermanos Menores Capuchinos de Italia. Los frailes de esta orden tenían una capucha, llamada *cappuccio* en italiano, sujeta al uniforme, y el capuchino se bautizó en honor a esa capucha porque la espuma café de la parte superior recordaba a esa prenda de ropa.

Al fin conocía el nombre de la cafetería, su significado y el origen del capuchino, pero mi cafetería favorita dejaría de existir para siempre. Al fin y al cabo, ya dicen que reconoces el amor de juventud a toro pasado; que no sabes lo que tienes hasta que lo pierdes. Supongo que hay cosas en la vida que no siempre se alinean como deberían; a veces llegamos tarde por muy poco.

La vida siempre ha sido así, ¿no? Los conocimientos que habríamos necesitado en épocas de crisis siempre los hemos adquirido mucho más tarde. Yo no le agarré el ritmo a la crianza hasta que mis hijos fueron adultos. El cabello de mi esposa ya se había vuelto blanco como la nieve cuando aprendí por fin a mostrarle mi gratitud. Ahora que soy tan viejo como mi madre cuando murió, al fin comprendo las dificultades físicas y emocionales que ella debía de sentir en la vejez. Pienso en esa sensación familiar: «Ojalá hubiera sabido lo que sé ahora». ¿No me habría aligerado esta carga de remordimientos insoportables?

Pero a veces también me pregunto lo siguiente: si pudiera volver cincuenta años atrás en el tiempo, ¿sería capaz de tomar mejores decisiones o de llevar una vida mejor? Tras mucho pensarlo, siempre termino negando con la cabeza. Más conocimientos no implican una vida mejor. Siendo justos, a veces mi ignorancia me ha permitido ser valiente, y al no tener ningún lugar en el mundo, he seguido luchando. Como no sabía del sufrimiento que me esperaba, podía lanzarme de cabeza hacia el meollo de la vida, y al no ser consciente de los fracasos que vendrían, aceptaba cualquier desafío que se me presentara. Si hubiera sabido de antemano cómo acabarían siendo las cosas, ¿podría haber sido tan descerebrado y persistente, y estar tan lleno de vida? ¿No me habría pasado los días resignado y deprimido, temeroso de probar suerte con todo?

¿Qué es lo que nos hace poderosos a los humanos? Creo que es la esperanza; pensar que el mañana será mejor que el presente. Esa esperanza nos mantiene vivos, y la esperanza surge de «no saber». Conocemos el día actual, pero no el mañana; por eso nos esforzamos para reconducir el mañana en una mejor dirección. Ese tipo de esperanza nos hace luchar ante la desesperación y la ira. No subestimes el poder de la ignorancia, querido lector. Si nos hemos esforzado tanto era porque no sabíamos lo que nos deparaba el futuro, y aquí estamos, viviendo nuestro presente.

En la vejez, mucha gente suele deprimirse y resignarse, como si ahora ya lo supieran todo. Se quejan de que ya no les espera nada nuevo, de que el futuro ya no les reservará tantas sorpresas. Pero por muy mayores que seamos, siempre vivimos de cero la etapa de la vida por la que estemos pasando. Quizá este año cumpla ochenta y siete años, pero es la primera vez que vivo esta vida como una persona de ochenta y siete años. Es decir, no soy tan diferente a alguien más joven en lo que a la ignorancia de ese misterioso continente llamado mañana se refiere. Por tanto, te animo a que seas una persona inquisitiva mientras respires. No temas probar cosas nuevas y asumir uno que otro reto, por pequeño o grande que sea. Esa es la única forma que tenemos de vivir los humanos, ignorantes como somos de nuestro futuro.

Y aun así, puede que un día acabes arrepintiéndote y repitiéndote el manido mantra de «ojalá hubiera sabido eso entonces». Pero cuando te ocurra, no te olvides de que es un eco que ha rebotado a partir de la vida que has vivido como mejor has sabido. Recuerda, querido lector, que, para bien o para mal, tal vez no habrías cambiado ni una coma si hubieras sabido más en aquel momento.

CAPÍTULO

4

El mundo es un pañuelo

¿Cuántos conocidos necesita cada uno de los siete mil millones de personas, la población entera del mundo, para estar socialmente conectada? Esta intrigante pregunta la planteó un psicólogo estadounidense, Stanley Milgram. En 1967, comprobó cuántos conocidos exclusivos necesitaban dos desconocidos de zonas diferentes para estar conectados desde un punto de vista social, en lo que ahora llamamos el experimento del mundo pequeño. Por lo visto, necesitamos seis conocidos en promedio. Exagerando un poco el asunto, esto significa que todas las personas del mundo son amigas, en cierto sentido, cuando todas tienen al menos seis conocidos.

En esta era de internet de alta velocidad, la teoría sigue en pie. En 2008, Microsoft analizó chats de mensajería y extrajo una observación estadística que demostraba que cada usuario estaba, en promedio, a 6.6 conexiones sociales de los demás. En 2016, estudios de Facebook probaron que esas conexiones podían reducirse incluso a tres. Sea como sea, es evidente que vivimos en un mundo mucho más pequeño de lo que creemos.

He tenido varias oportunidades de ver con mis propios ojos que el mundo es un pañuelo. No tengo coche propio, de modo que a menudo voy en taxi y, por alguna razón, siempre acabo topándome con personas inesperadas. Una vez, un taxista que parecía tener mi edad me preguntó si, por casualidad, yo era de Daegu. Seguramente me debió de notar algunos restos de mi dialecto. Le dije que, en efecto, había nacido y crecido en Daegu, y me preguntó:

—¿No conocerá a Fulanito?

Por supuesto que lo conocía. Fulanito era un maleante famoso en mi pueblo cuando yo estudiaba. Era conocido por sus pies ágiles y por ser tozudo e insistente, y corría el rumor de que ni siquiera los matones del otro pueblo habían conseguido derrotarlo en una pelea.

—Por supuesto, lo conocen en todo Daegu. A mí mismo me dio una paliza en un callejón una vez.

En la preparatoria yo era muy alto para mi edad, lo que me convertía en un objetivo fácil para los matones de mi barrio. Incluso aprendí karate después de llevarme más de una paliza.

—Ay, Dios mío, no tiene idea de lo mucho que lo siento. Yo soy ese Fulanito. De joven era un completo idiota. Le di un giro a mi vida y ahora me la gano honradamente.

¡Qué casualidad! Se me escapó una risita. No pensaba que volvería a verlo jamás, pero un giro del destino me puso en el coche del matón que tantos años atrás me había dado una paliza. Cuando llegó el momento de pagar el viaje y bajarme, se negó a aceptar el dinero y volvió a disculparse. Se marchó después de decirme que se había quitado un peso de encima al haberse cruzado conmigo y haber podido pedirme perdón al fin. Debo decir que se fue tan rápido como en los viejos tiempos.

Déjame que te cuente otra historia extraña en un taxi que demuestra que el mundo es un pañuelo. Una vez paré un taxi cerca de Gwanghwamun para ir a Dongdaemun, y un taxista joven me soltó:

—Señor, ¿no irá por casualidad al Hospital Ewha?

¿Cómo era posible que lo supiera? Me quedé callado sin dar crédito hasta que el taxista se explicó: era un soldado al que yo había tratado cuando era médico militar, y después regresó sano y salvo a su pelotón. Charlamos un buen rato sobre los viejos tiempos durante el trayecto. En Dongdaemun, donde me bajaba, también se negó a aceptar mi dinero. Pero yo le solté en las manos más billetes de los que correspondían al viaje y me fui corriendo antes de que pudiera seguir protestando.

Piensa en esto un momento: ¿Qué crees que habría podido pasar si lo hubiera tratado mal durante mis días en el ejército por ser solo uno de muchos pacientes? ¿Y si le hubiera faltado al respeto de alguna manera? ¿No crees que la historia habría sido totalmente distinta, que te habría llegado a provocar escalofríos? Pero, por fortuna, no fue así, y los dos nos llevamos una alegría con nuestra reunión fortuita. De nuevo me di cuenta de lo importante que era tratar bien a todas las personas que se crucen en mi vida.

Gapjil (갑질) es un tema candente en Corea del Sur últimamente. Se refiere al tratamiento abusivo de un superior, alguien con poder (*gap* en coreano), a un subordinado. En casos extremos, incluye violencia física y verbal. ¿Por qué hay gente que maltrata o denigra a los demás? Seguramente, porque los ven como medios para un fin. Medios y herramientas de los que se pueden deshacer fácilmente y sustituirlos cuando ya no puedan doblegarlos a su voluntad.

Este tipo de instrumentalización de los seres humanos sigue viva en nuestra sociedad. No se limita solo al *gapjil*, sino que va más allá, como vemos en la evaluación insensible de las generaciones jóvenes a partir solo de sus currículos, los despidos masivos sin previo aviso, las agresiones sexuales que tienen lugar por todo el país y el abuso de los clientes a los empleados de los centros de atención al cliente. Todo entra dentro de una humanidad que desaparece peligrosamente. Estos problemas surgen cuando no vemos a los demás como iguales, como seres humanos.

Incluso aunque nuestra sociedad haya hecho caso omiso de estos problemas hasta ahora, ha llegado el momento de valorar cómo podemos recuperar nuestra humanidad colectiva, la empatía por el otro. ¿Por qué arrojarnos a una competencia caótica de posiciones y de comparar lo llenas que están nuestras carteras cuando lo único realmente urgente hoy día es hacer que nuestra sociedad sea un lugar habitable para todo el mundo? No olvidarnos de la buena educación es lo mínimo que podemos hacer por los demás.

Cualquiera que me conozca sabe que soy una persona completamente sesgada hacia la palabra coreana *inyeon* (인연). Se refiere a los vínculos que nos unen, a las relaciones humanas. De forma similar a lo que Milgram descubrió en el experimento del mundo pequeño, las relaciones humanas son como una red interconectada de zarcillos, y a través de ella nos influimos los unos a los otros. Nunca sabes qué consecuencias tendrán tus acciones. ¿Cómo me habría imaginado yo que un día me subiría en un taxi conducido por el maleante que me había dado una paliza hace cuarenta años? ¿Cómo iba a saberlo el maleante? Si recuerdas esta sencilla realidad del *inyeon*, esa interconexión de todas las relaciones humanas, no se te pasará por la cabeza volver a tratar mal a nadie en la vida.

Hay un refrán coreano que dice: «Incluso la piedra insignificante que topa con la punta de tu zapato es obra del destino» (길에 돌도 연분이 있어야 찬다). Si una piedra insignificante que tocas con el pie es cosa del destino, ¿qué me dices de las relaciones humanas? Trata bien a aquellas personas que aparezcan en tu vida. Recuerda: el mundo es un pañuelo. Tus faltas de respeto no pasarán inadvertidas.

CAPÍTULO 5

Estamos juntos en esto

«Cuando pienso en mi vida, me doy cuenta de que he conocido a muchas buenas personas», dijo una vez un profesor sénior durante una charla para los miembros de Family Academia. No se refería a que hubiera sido selectivo a conciencia con la gente que había dejado entrar en su vida; simplemente se había encontrado con muchas buenas personas a lo largo de los años. Se refería con modestia a sí mismo como un hombre afortunado. Pero yo sabía que había sido su personalidad amigable y su sonrisa cálida y generosa lo que había propiciado todos aquellos vínculos bienintencionados.

Nadie está solo en este mundo. Ese plato de arroz hervido que engulles sin pensártelo dos veces ha pasado por muchísimas manos hasta llegar a tu mesa; ¿por cuántas manos puede pasar una vida humana? Madres, padres, maestros, amigos y un sinfín de personas más que se han cruzado en mi camino me han convertido en la persona que soy hoy. Cuando pienso en lo interconectados que estamos, me doy cuenta de que se lo debo sin duda a todo el mundo. Por eso no puedo insistir lo suficiente en la importancia de compartir lo que tenemos y devolvérselo a la comunidad.

Comencé a hacer voluntariados en Nepal en 1989, movido en un principio por mi amor a las montañas. Siempre había fantaseado con el Himalaya. Cuando visité Nepal por primera vez, en 1982, me fascinó la naturaleza espiritual de la cultura nepalí. Aprendí muchísimo durante aquellos días, y no dejaba de pensar en qué podía hacer para devolver todos aquellos generosos favores. Como ya sabes, mi especialidad es la medicina. De ahí que fundara el Grupo de Médicos Voluntarios de Ewha, como mencioné en un capítulo anterior, y durante trece años viajaba todos los inviernos a Nepal para ofrecer atención médica gratuita a pacientes en regiones remotas del país, hasta que me jubilé en 2011.

Otro pilar de mi compromiso con el voluntariado es mi patrocinio del orfanato de Gwangmyeong. El vínculo inicial fue, de hecho, mi madre, que era conocida por su gran corazón. Se ocupó de los huérfanos de guerra que confiaban al orfanato los refugiados que huyeron hacia Daegu durante la guerra de Corea. Casualmente, más tarde me destinaron allí cerca como médico militar, y desde entonces he sido voluntario del orfanato.

Sobre todo quería hacer todo lo que estuviera en mis manos como médico para acercarme a esos niños con el corazón roto y ayudarlos a sanar. Así fue como tuve la idea de fundar el Muha Cultural Sarang bang (무하문화사랑방),* con el objetivo de ofrecer a los niños actividades artísticas y programas educativos.

Hay personas que me felicitan por mi dilatado compromiso con el voluntariado. Sin embargo, aquello no había sido exactamente mi idea, así que suelo responder a aquellas amables palabras diciendo que todo vino dado, que adoraba Nepal y que la única contribución significativa que podía hacer era mediante mis conocimientos y habilidades

* *Muha* (무하) es el *ho* de Rhee, un nombre oficial que recibían las personas respetadas por parte de generaciones coreanas más mayores, normalmente académicos o figuras públicas o literarias reconocidas; *sarangbang* se refiere a una parte específica de la casa tradicional coreana, el *hanok*, donde el cabeza de familia reside y recibe a los invitados importantes.

médicas. En el caso de los huérfanos de guerra, consideré que lo mejor que podía hacer era ayudarlos a sanar sus corazones rotos a través del arte, y resultaba que conocía a muchos poetas y artistas que podían echarme una mano, al haber sido siempre un ávido seguidor del mundo artístico. Me limité a encajar todas esas piezas del rompecabezas. Hice lo que pude, una y otra vez, sin pretender nunca conseguir algo grande o comprometerme de por vida con las actividades del voluntariado. Por eso suelo recibir siempre esas palabras de elogio con una gran humildad.

En efecto, creo que todo el mundo debería aprender a compartir. Sin embargo, no creo que lo que compartamos deba ser sustancial. No hace falta que dediques una gran cantidad de tiempo al voluntariado o que dones enormes sumas de dinero. Compartir no tiene por qué ser tan difícil. Puede que dejes de donar hasta que tengas estabilidad económica y ganes más que ahora. Pero el dinero no es lo único que puedes compartir. Si reflexionas lo suficiente, de seguro encuentras algo que compartir y se te ocurren otras formas de compensar a tu comunidad.

Un día, me subí a un taxi y el conductor me preguntó qué edad tenía. Ese día estaba yo algo bromista, así que, en vez de la edad, le dije el año, 1935. Tras hacerse un silencio en el que estuvo procesando los números, el conductor dijo:

—¡No aparenta la edad que tiene! ¡Está usted fantástico, señor!

Me reí para mis adentros. ¿Que estaba fantástico, con todas las afecciones que tengo? De seguro no era lo que pensaba, sino que solo intentaba hacerme sentir bien. Me conmovió aquel amable gesto, y respondí:

—Gracias por sus palabras.

Durante el trayecto, el taxista compartió conmigo historias sobre su difunto padre. Cuando llegó el momento de bajarme y le di la tarjeta de crédito, el taxista negó con la cabeza y dijo:

—Mi padre falleció a los ochenta y un años. Ojalá lo hubiera tratado mejor cuando estaba vivo. Así que, como norma, no les cobro nada a los pasajeros mayores de ochenta y uno.

Qué emotivo me pareció que honrara a su padre tratando bien a las personas mayores. Sin duda, había encontrado una forma propia y maravillosa de compartir lo que podía.

Otra historia sobre un trayecto en taxi, esta vez de la época en que impartía un curso de posgrado en la Universidad de Corea. Aquel día abordé en un taxi cerca del Hospital Universitario Ewha. El taxista, que parecía muy joven, me preguntó adónde iba.

—A la Universidad de Corea.

—Ah, ¿va al campus? Por favor, dígame el edificio y lo dejo en la puerta.

¡Qué amable! El conductor cruzó el campus sin problemas y se paró en mi destino. Le pagué el viaje, y él se negó a aceptarlo. Por lo visto, aquel conductor estudiaba en aquella misma universidad, y me dijo que no podía cobrar a un profesor que impartiera clases allí. Trabajaba medio tiempo durante las vacaciones con el fin de ahorrar dinero para la colegiatura. De nuevo, me conmovió tanta generosidad por parte de un joven que practicaba la virtud de compartir incluso siendo un estudiante que trabajaba, así que le dejé en la mano más dinero del importe del viaje y me fui corriendo.

Los budistas proponen que hay siete regalos inmateriales, a los que se refieren como *mujaechilshi* (무재칠시 / 無財七施): una mirada tierna y reconfortante; una cara que se ilumina con una sonrisa compasiva; unas palabras amables y hermosas; buenas acciones; un corazón bueno y comprensivo; la generosidad de ofrecer asientos cómodos a otras personas y la amabilidad de ofrecer a otra persona un lugar donde dormir. Reflexiona sobre esto, querido lector. ¿No ha sido siempre el acto de bondad más insignificante el que siempre te ha tomado por sorpresa y más te ha conmovido? Ofrece a los demás lo que tú buscas en ellos.

No le des demasiadas vueltas; empieza por algo pequeño. El voluntariado no es distinto a otras actividades. Lo cierto es que no necesitas tener una gran fortuna ni mucho tiempo para compartir con tu comunidad. Puedes encontrar algo que compartir de lo que ya tienes, y siempre hay algo que podrás hacer. El camino hacia una vida de una generosidad significativa comienza reconociendo esos pequeños actos de bondad que puedes permitirte en este mismo instante.

CAPÍTULO 6

Vive de forma sencilla y simple

Voy a serte sincero: nací como hijo único de una familia pudiente. En mis primeros años de vida no me faltaba nada. Quizá por eso sigo siendo una persona ignorante y algo indiferente en todo lo relativo a las finanzas. Hasta donde me alcanza la memoria, el dinero no ha ejercido nunca ningún poder sobre mí, y con poder me refiero a ese que puede destruirte o arreglarte la vida. Cuando el negocio de mi familia cayó en bancarrota y mi padre falleció, la situación se complicó tanto que ni siquiera sabíamos qué comeríamos ese día. Pero mi madre me dijo, cuando yo estudiaba la preparatoria, que me centrara en los estudios. Y así seguí ajeno a lo que ocurría con el dinero, aunque mi familia estuviera pasando por una época muy precaria.

Cuando estaba en la universidad, nuestro casero solía cargar con bolsas de basura desde la base militar estadounidense, las vaciaba en el patio delantero, rebuscaba y vendía lo que pudiera aprovecharse. Cualquiera que pasara por la puerta habría percibido el hedor a basura, y teníamos la casa llena de moscas. A mi hermana la avergonzaba tanto que apenas traía amigos a casa. Pero yo no le daba demasiadas vueltas e invitaba incluso a las chicas con las que estudiaba. Eso era lo poco que me importaba el dinero o, para el caso, la pobreza. Creo que por eso tuve el valor de pedirle a mi esposa que se casara conmigo por aquel entonces. Yo estaba hasta el cuello de deudas, pero tenía la imprudencia suficiente para dar por sentado que sobreviviría de algún modo.

Durante los años de recién casados, mi esposa y yo rentamos una pequeña habitación en la casa de un director de una sucursal bancaria en Yongdudong, y allí tuvimos a nuestro primer hijo. Cuando empezó a caminar, solía jugar en el patio delantero. Un día dibujó una línea a lo largo del patio y me dijo que nadie debía cruzarla para llegar al otro lado. Le pregunté por qué, y él respondió que el otro lado pertenecía al propietario de la casa. ¡Mira que preocuparse por la propiedad de una casa a una edad tan temprana! Se me partió el corazón; aquel día fui un padre muy desdichado.

Y, a pesar de todo, y por extraño que parezca, nunca se me ocurrió ganar más dinero para ofrecerle a mi hijo una casa mejor. En vez de eso, pensaba en formas de mejorarle la vida con lo que ya teníamos. No podía permitirme juguetes lujosos ni un cochecito caro, así que se me ocurrió una idea. Cubrí las paredes y el suelo de la habitación con hojas de papel, y en aquel lienzo en blanco dibujé una casa, montañas, una bicicleta, a mi mujer y a mí, y a las personas que mi hijo veía habitualmente, todas con su nombre. Luego lo barnicé para que durara mucho tiempo. Mientras mi mujer y yo estábamos en el trabajo, mi hijo jugaba con la niñera, leyendo los nombres de los dibujos, y cuando volvíamos a casa, nos recitaba todas las palabras que había aprendido aquel día.

Cuando echo la vista atrás, soy consciente de que pasábamos por un momento de pobreza en que no sabía qué nos depararía el mañana. Pero también era más creativo con los pocos medios de que disponía. Es decir, jamás habría podido imaginarme el mundo de los juguetes que conocí ya de abuelo. Mi nieta tenía un montón de utensilios de cocina de juguete para jugar a la casita (una cocinita entera, de hecho), y yo no habría podido distinguir el coche de juguete de mi nieto de uno de verdad de no haber sido por el tamaño. Pero estos juguetes relucientes también parecían ofrecer unas posibilidades demasiado rígidas para que jugaran los niños. ¿Nadie se pregunta a veces si, quizá, los juegos antiguos con poco más que una caja de tierra, flores y plantas fomentaban más la creatividad de los niños?

El dinero es, sin duda, una solución fácil a muchos problemas, pero también limita tu libertad en más de un sentido. Tengo un conocido que era rico hasta que lo perdió todo durante la crisis del FMI en Corea del Sur. Muchos de nuestros amigos en común se ofrecieron a ayudarlo y le buscaron entrevistas de trabajo, pero él siempre las rechazaba con el mismo argumento: no podía aceptar un empleo así. Lo que quería decir era que, al haber sido un empresario de éxito con cien trabajadores a su cargo, se negaba a trabajar en un «puesto inferior» al que le correspondía. Yo me preguntaba si aquella experiencia de haber tenido una gran riqueza limitó su perspectiva sobre la vida, hasta el punto de que se cerró por completo a ese mundo que desconocía.

Todos coincidimos en que el dinero es importante, ¿verdad? Cuanto más vivimos, más cierto parece. Una vida de dependencia financiera es muy penosa. Todos deberíamos aprender a ganarnos la vida por nuestra cuenta, y nuestro sentido de la dignidad y la autoestima está muy relacionado con nuestra independencia económica. Por eso, lo lógico es preparar un buen plan financiero para tu vida después de la jubilación. No todo el mundo terminará siendo millonario, pero lo más sensato es planificar tu economía futura mucho antes de jubilarte.

Sin embargo, por muy importante que sea el dinero, solemos preocuparnos demasiado por él. Mucha gente, aunque tenga ahorros, vive con esa sensación constante de que algo saldrá mal y no tendrán suficiente. Viven con un ansia constante por tener más dinero, por así decirlo. Este estado psicológico es tan prevalente hoy que el psicólogo británico Roger Henderson lo bautizó como MSS (*Money Sickness Syndrome*, o «mal del dinero»). Este término hace referencia al trastorno de preocuparse obsesivamente por el dinero, aunque tengas una buena estabilidad económica.

Entonces, ¿por qué nos preocupamos? Por lo general, la raíz de todos nuestros miedos e inseguridades es la misma: la ignorancia. Al no comprender del todo lo que nos depara la vejez, tememos hacernos mayores, y como desconocemos lo que hay después de la muerte, tememos la muerte. De la misma forma, al no saber cuánto dinero necesitaremos con exactitud en el futuro (o en un día de lluvia), nos preocupamos y nos obsesionamos con él. Hay quien dice que un buen plan de jubilación debería ascender a mil millones de wones coreanos, y otros suben la cifra hasta los dos mil millones, pero solo son estimaciones. Si quieres jugar al golf, viajar y llevar una vida de lujos, ni siquiera esos dos mil millones te bastarán. Pero ¿de verdad necesitas todo eso? ¿Para qué quieres el dinero? ¿Cuánto dinero exactamente, ni un céntimo más ni menos, necesitas en realidad? Siempre puedes dejar el golf, y tampoco hace falta dar la vuelta al mundo. Cuando pienses por ti mismo, y no por el mundo, aprenderás a encontrar respuestas pragmáticas y detalladas a todas las preguntas que el dinero te presenta. Incluso puede que superes esa preocupación y ese miedo por el dinero. Hallarás en ti la valentía de hacer mucho con poco.

Es cierto que en la vejez puedes confiar en tus ahorros, pero también tienes que ser tu propio contador experimentado. El dinero siempre es un medio, nunca un fin. Recuerda: nosotros controlamos y utilizamos el dinero, y no a la inversa. Porque sí, acumula todo el dinero que puedas, pero no te olvides de jugar con él y dominarlo.

Una de las grandes virtudes que puedes practicar es el coraje de vivir con poco, por si fuera necesario. Hasta el último día en la tierra, mi madre fue una persona muy frugal. Preparaba acompañamientos con hierbas de la montaña y cosía la ropa vieja en vez de tirarla. No permitía que el dinero se interpusiera en su camino aunque tuviera muy poco a su nombre, y encontró su propósito en los templos budistas. Con o sin dinero, fue feliz. Y esa es la relación más sana con el dinero que he visto. El dinero existe para darnos libertad, pero no podemos permitir que nuestra libertad dependa de él. No temas vivir con simpleza, o con más sencillez. Aprender a aceptar una vida sencilla puede liberarte en la vejez.

Yo aspiro, sin duda, a una vida sencilla. Una de mis tareas pendientes más antiguas es tener mi habitación limpia como la de un monje. Es decir, llevar una vida minimalista. Sueño con vivir una vida sencilla, con lo mínimo imprescindible. Y quiero invertir todo lo demás en las obras que encuentro importantes e interesantes. Como dijo el psicólogo alemán Erich Fromm, aspiro a una «vida de existencia, no de posesión».

En realidad, mi habitación está llena de todo tipo de cachivaches. Las montañas de libros son más altas que yo, y el suelo acostumbra a estar lleno de hojas de papel. Hago todo lo posible por ordenarla, pero así son las cosas. ¿Qué puedo hacer? Quiero menos cosas materiales en mi habitación y una vida mucho más sencilla. Pero la única solución es ordenarla con más frecuencia y practicar constantemente el desapego, por muy difícil que sea. Si no aprendo a desapegarme de mis cosas pronto, a mis hijos les costará mucho más deshacerse de ellas cuando me haya ido, ¿no te parece? Por el bien de los días que me quedan, y de mis hijos cuando me haya ido, más me vale tirar las cosas que ya no me produzcan ningún tipo de alegría.

En la vejez, la simplicidad es tu mejor amiga. Esto se aplica tanto a tus decisiones financieras y a tu estilo de vida como a tus emociones y a tu mundo interno. Cuando eres mayor, es posible que te notes cargado y desorganizado en un sentido emocional, y seguramente tengas muchas cosas en la cabeza. Aunque no sufras ninguna enfermedad, la vejez puede entorpecer el pensamiento y dificultar tus habilidades asociativas. Y lo que es peor: los problemas de memoria pueden provocar también despistes. Si alguna vez has experimentado algo así o has visto a alguien con problemas para entender algo o que se desorienta a menudo, son síntomas de que esa capacidad para pensar está afectada.

Ocurre lo mismo con las emociones. Como a una emoción fuerte siempre le siguen reacciones físicas y viscerales, cualquier escalada emocional extrema en la vejez puede causar anomalías en la salud, algunas incluso mortales.

Te contaré una historia con moraleja sobre uno de mis colegas que murió la noche después de haber asistido al funeral de su mejor amigo. A diferencia de los otros asistentes, no podía dejar de llorar a lágrima viva frente a la foto de su amigo. Todo el mundo trató de calmarlo, pero estaba inconsolable. Poco después de volver a casa del funeral, falleció de improviso. Tenía alguna afección, pero ninguna grave. Fue aquella pena inmensa lo que lo mató.

En la vejez, una alegría desbordante también puede ser un peligro. En 2009 me embargó una alegría así durante un viaje de voluntario a Nepal. El estudiante que me había acompañado en mi primer viaje a aquel país se había apuntado también ese año, ahora como profesor, con un grupo de estudiantes suyos. Estaba que no cabía en mí al ver que la pequeña semilla de bondad que había plantado dos décadas atrás había brotado al fin, y quería gritarlo a los cuatro vientos, que me oyera todo el mundo. No era tampoco una alegría normal, sino que sentía algo más cercano a la euforia, o incluso al éxtasis. Sin embargo, al invadirme el cuerpo unas sensaciones tan extremas, la presión arterial se me disparó. Me tomé todas las medicinas que pude encontrar para frenarlo e intenté relajarme, pero durante la semana que pasé en la frontera nepalí, la presión no paraba de subir y subir, y no se me estabilizó hasta que regresé a Katmandú.

En la vejez debes vigilar siempre las *he-noh-ae-rak* (희노애락, las cuatro emociones esenciales: alegría, ira, tristeza y placer) para que ninguna se salga de control. En la vejez, tus órganos sensoriales se embotan, sí, pero ese entumecimiento relativo tiene una ventaja, y es que te puede proteger de las emociones extremas. Aun así, deberías aprender a mantener tus emociones a raya. Con esto no quiero decir que reprimas o ignores los sentimientos y las sensaciones que ya están ahí. Con eso solo conseguirías encapsular unos sentimientos que acabarán explotando más adelante. Un buen ejemplo sería el *hwa-byung* (화병, enfermedad de la ira colérica), una afección psicológica que se observa en muchas personas asiáticas de generaciones mayores a las que han obligado a reprimir la ira durante mucho tiempo. Lo que quiero decir es que evites esos patrones de comportamiento que mencioné: obsesionarte con las cosas o exagerarlas. En vez de eso, aprende a aceptarlo todo como venga, simplemente, para que tu músculo emocional, igual que tu músculo cardiaco, pueda fortalecerse a base de práctica.

Cuanto mayor te haces, más establecida tienes tu forma de ser y más rápido reaccionas a los estímulos de acuerdo con tu carácter, y eso puede dificultar el ejercicio de fortalecimiento del músculo. Puede que te espere un camino largo y sinuoso. El ejercicio más sencillo que te propongo es que intentes reconocer tus sentimientos tal como son antes de que se acumulen. En resumen, si te estás enojando, expresa esa emoción verbalmente diciendo: «Estoy enojado». Si estás disgustado, di: «Estoy disgustado». Uno de los motivos principales por los que las emociones encapsuladas explotan es no haberse desahogado a tiempo. Encapsulas pequeños momentos, que se acumulan y explotan más adelante sin previo aviso. E incluso es posible que en esos momentos sientas que mereces una empatía desproporcionada por parte de los demás. Pero ¿cómo alguien va a entenderte si no te has expresado verbalmente? Una relación sana comienza por el espacio seguro que creas para abrirte mutuamente a otra persona y compartir cómo te sientes. Así que sé generoso con la expresión verbal de tus sentimientos. Es el primer paso para entrenar tus músculos emocionales.

Lo siguiente es encontrar la palabra perfecta para describir lo que sientes. Cuando te hierve la sangre, no solo sientes una ira pura. Puede que bajo la superficie haya tristeza o autocompasión por algo que te han hecho. Si buscas y desarrollas un amplio vocabulario para tus emociones, aprenderás a no obsesionarte con un elemento dominante en la compleja mezcla de tus sentimientos y a no amplificar falsamente solo ese. Y lo que es más: el proceso de articular cómo te sientes puede resultarte incluso catártico.

Una vez tuve una paciente que buscaba ayuda con sus problemas maritales. Solía notar una opresión en el pecho y una ira que le creaba un nudo en la garganta, síntomas de *hwa-byung* (화병) tras años de conflictos emocionales no resueltos con su marido. Se lamentaba de haber estado cuarenta años casada con un hombre egoísta que la había hecho pasar por unas penurias inimaginables. Se notaba que, sin duda, había tenido que recurrir a una paciencia sobrehumana para aguantarlo tanto tiempo. Le pregunté si lo había hablado alguna vez con su marido, si le había dicho «ya no puedo seguir así» o «esto tiene que cambiar». Me contestó que ni siquiera lo había intentado. Se había pasado la vida mordiéndose la lengua, tragándose sus quejas. Le pedí que trajera alguna vez a su marido, pero no lo hizo, y nunca llegó a sentarse a hablar con sinceridad con él. Cada vez venía menos a terapia, y no tardó en dejarla del todo. No pude evitar desanimarme. Si te limitas a suprimir esas emociones fuertes y no haces nada al respecto, no sabes cómo explotarán algún día. Aunque aquella paciente no hubiera recurrido nunca a medidas drásticas, se llevó esos sentimientos no resueltos a la tumba. No poder liberarse de esa carga emocional ni en el lecho de muerte... ¡Qué lastre, y qué pena!

En la vejez, la gente suele sentir que ha llegado el momento de poner las cosas en orden, desprenderse de viejas rencillas y hacer las paces con aquellas personas con las que se hayan enojado. Sea como sea, todo se resume en tener la oportunidad de dejar este mundo con el corazón más ligero. Si quieres sentir esa libertad el último día de tu vida en la tierra, debes empezar a preparar el camino hacia ese destino más pronto que tarde. Igual que necesitas vaciar tu casa de los triques excesivos para que esté ordenada y limpia, también debes airear tu corazón hasta alcanzar un estado de sencillez emocional. Y no hay mejor forma de llegar hasta allí que aprender a aceptar y expresar tus sentimientos. Si dominas el arte de interpretar y comunicar tus emociones, estarás a salvo, querido lector. No te olvides de esos dos secretos si también anhelas alcanzar la felicidad de la sencillez.

CAPÍTULO 7

Perseverancia

En 2011 estaba hojeando mi libreta de contactos y me topé con el número de mi primo segundo. Lo llamé y respondió al instante con alegría. Le pregunté que cómo estaba, y él contestó:

—Primo, ¡estoy en una residencia!

—Ah, ¿estás de voluntario?

Había hecho muchas actividades de voluntariado tras jubilarse como profesor de literatura coreana, tanto que había llegado a aparecer varias veces en la prensa local de Gangneung. Por eso di por sentado que estaba otra vez de voluntario.

—No, quiero decir que estoy en la residencia —me explicó mi primo—. Supongo que ha llegado el momento de que me ayuden a mí.

—Ay, tu esposa debe de estar pasándolo muy mal.

—Bueno, está aquí conmigo. Yo tengo párkinson y ella apenas puede caminar con el dolor de articulaciones, así que aquí estamos.

—Vaya luna de miel, ¿no?

Me entristeció saber de sus enfermedades, pero también me alivió que al menos estuvieran juntos en la residencia. Sería una bendición que tanto tú como tu pareja vivieran con salud antes de fallecer el mismo día, pero eso no está en nuestras manos, ¿verdad? En la vejez, mucha gente tiene que afrontar el duelo de perder a su cónyuge, además de sus propias enfermedades. Así que creo que es bueno para tu salud mental tener a tu pareja a tu lado, enfermedades aparte.

«Profesor Rhee, hoy falleció mi esposa».

Un día me llegó ese mensaje de la nada, de parte de mi antiguo profesor sénior. Me quedé sin palabras. Tanto él como su esposa se acercaban a los noventa, así que no debería haberme sorprendido, por mucho que les deseara lo mejor del mundo. Pero no esperaba que su esposa (que tenía mejor salud que el profesor, que siempre había arrastrado varios problemas de salud) muriera antes que él. ¿Cómo iba a vivir sin su esposa, que había sido su principal apoyo y cuidadora? Yo no era el único que se preocupaba por él, y muchos de nuestros conocidos comunes opinaban lo mismo.

En el funeral, parecía haberse encogido de un día para otro. Debía de sentirse como si le hubieran arrancado la mitad del cuerpo; había perdido a su compañera de vida y a su mejor defensora. Cuando me vio, se echó a llorar y me dijo que estaba tan destrozado que ni siquiera sabía si debía seguir a su esposa o aferrarse a la vida. No era ni mucho menos capaz de comprender la profundidad de su pena. Tras un largo silencio, al final le dije con la esperanza de hacerlo cambiar de idea:

—Confucio decía que de la vida humana se ocupa el cielo. Ninguno de nosotros decide nacer, señor. Y ninguno de nosotros eligió el destino de morir en el parto. Pero no está en nuestras manos cambiarlo, ni tampoco tenemos nada que decir sobre este destino humano. Le deseo que celebre la vida hasta que el cielo lo llame.

Unos días más tarde me mandó un mensaje:

—Profesor Rhee, decidí aguantar hasta los noventa, por lo menos.

Tenía ochenta y ocho en ese momento, de modo que me estaba diciendo que le gustaría vivir dos años más. Pero no creo que su deseo fuera necesariamente vivir dos años exactos más. Creo que lo que quería era transmitirme su determinación, a pesar de aquella gran pérdida, de seguir hasta el final. Y quizá un poco de vulnerabilidad humana, del coraje que iba perdiendo ante lo que le había sucedido. Le contesté que creía en él y que sería capaz de afrontarlo con la cabeza bien alta. Tenía la esperanza de hacerlo sentir un poquito mejor.

Perseverancia. El diccionario define esa palabra como «persistencia al hacer algo a pesar de las dificultades o la demora en lograr el éxito». En un combate de lucha, hay una posición llamada *par terre*, que viene del francés y significa «agazaparse en el suelo», y el luchador, como es lógico, debe agazaparse en el suelo y recibir los ataques por detrás como castigo. El luchador consigue aguantar lo suficiente, se levanta el castigo y se le permite levantarse de nuevo y volver a luchar. A decir verdad, la perseverancia es una virtud que suelen necesitar sobre todo quienes ya están abajo, porque implica afrontar una situación que está totalmente fuera de control y, aun así, encontrar la forma de seguir adelante.

La vida está llena de altibajos, así que habrá momentos en que sientas que tu vida se mueve con la suavidad de un descapotable nuevo por una autopista, y otros en que no dejes de topar con obstáculo tras obstáculo, como un tractor que intenta abrirse paso por una carretera enlodada y sin pavimentar del campo. Habrá momentos en que te sientas invencible, y otros en que te encontrarás en el fondo del pozo y querrás dejarlo todo. Cada vida tiene sus inconvenientes, pero después de toda época mala se te recompensará con unos años mejores. Así que la perseverancia es una de las virtudes más importantes del ser humano. ¿Cómo capear una tormenta si no es buscando refugio en la seguridad de tu morada y esperar a que pase? Lo mismo ocurre con la vida: capea el temporal cuando las cosas se compliquen y espera a que se arreglen.

En general, todos los humanos tendrán que perseverar en algún momento, quieran o no. Todos y cada uno de nosotros somos, en realidad, débiles, no fuertes; perdedores, no vencedores. Porque nadie podrá evadir el final inevitable: la muerte. Algún día, todos tendremos un cuerpo y una mente débiles y tendremos que dejar atrás nuestras posesiones materiales. Lo mismo ocurre con aquellas personas que consiguen alcanzar un gran reconocimiento, acumular una gran riqueza o lograr magníficas hazañas. Por eso hay personas que llegan a ser cínicas, nihilistas incorregibles. Se preguntan: «¿Por qué esforzarse si no servirá de nada?».

Estas personas han cometido un error al entender la perseverancia como una actitud pasiva frente a la vida. Sí, coincido en que a veces la vida parece un camino interminable que exige una perseverancia agotadora, con demasiadas cosas fuera de nuestro control que no dejan de sucederse. El destino nos agarra de las solapas y nos sacude sin cuidado. Y ese tipo de pasividad impotente nos enfurece, claro, y con razón. Está en nuestra naturaleza humana querer tomar nuestras propias decisiones en la vida, y cuando nos vemos obligados a aceptar que la vida se basa en una obediencia pasiva al destino, ¿quién no se sentiría frustrado o enojado?

Por un lado, diría que tienen razón en muchos sentidos. Hay quien dice que en la vida somos libres para crear, pero hay muchos factores determinantes que nos vienen dados y que se deciden por nosotros desde el principio. Factores como la nacionalidad, el género y la familia suelen determinar las direcciones principales que tomará tu vida. Por eso, en un sentido amplio, la vida es lo que se conoce como destino, y al nacer, ya estamos destinados a obedecerlo. Nadie puede evitarlo.

Pero, aunque no podamos cambiar nuestro destino en sí mismo, sí podemos decidir cómo lidiar con él. Esta es una de las formas de convertirnos en navegantes de nuestras propias vidas. El punto de partida de esa participación activa en la vida es la aceptación. Incluso aunque el destino nos venga dado, cuando lo reconozcas como propio, aprenderás a amar la vida y a hallar la felicidad dentro de sus parámetros. La razón por la que nos siguen conmoviendo historias de victorias humanas aparentemente imposibles no es porque los vencedores hayan sido capaces de cambiar por completo su destino, sino porque han sabido aprovechar lo que la vida les ha puesto en el camino. Por tanto, la vida más inspiradora tal vez sea aquella dolorosamente consciente de sí misma y de una perseverancia que no flaquea ante la realidad. Igual que la de mi antiguo profesor sénior, que decidió afrontar la vida de frente, incluso a punto de cumplir los noventa.

Es muy fácil culpar al destino, sobre todo cuando las cosas no salen como esperábamos, ¿verdad? Claro, achácaselo todo al destino, perfecto. Lo has hecho lo mejor que has sabido y no quieres castigarte. Lo entiendo. Pero luego, cuando te hayas recuperado, mantén la cabeza bien alta y empieza de nuevo. También es nuestro destino jugar a este juego al que no podemos ganar, por muchas veces que perdamos. Querido lector, todos debemos acostumbrarnos a esa fuerza desagradable llamada destino. Todos hemos nacido, aunque no haya sido por voluntad propia, pero estamos vivos de todas formas. Y esta vida es tuya y de nadie más, así que ¿por qué no esforzarte al máximo, simplemente porque sí? Si no has vivido la vida al máximo, esta volverá a atormentarte en algún momento y se convertirá en tu peor remordimiento en el lecho de muerte. Al final de un día vivido al máximo te espera una noche de buen descanso, y al final de una vida vivida al máximo te espera una muerte apacible. Para aquellos que han vivido su vida al máximo (진인사 / 盡人事), el cielo responderá al fin a su espera (대천명 / 待天命). Eso es lo que dicen las famosas palabras de Confucio.

CAPÍTULO 8

Nunca subestimes el poder de una felicidad mundana

Tengo un amigo con una memoria excepcional. Cuando empezamos a charlar, todos los recuerdos que he guardado en lo más hondo de mi mente irrumpen con una fuerza vigorosa. Los hilarantes aprietos en que nos encontramos tras haber bebido; aquella vez que asumí la culpa por una falta de un amigo; o el encuentro fortuito con un poeta que admirábamos en una cafetería, donde de forma espontánea iniciamos una suerte de conferencia informal. La lista es interminable. Durante nuestras conversaciones, siempre acabo envidiando a mi amigo por contar con una cornucopia de recuerdos así en la cabeza. Después de todo, cuantos más recuerdos agradables tienes, mejor equipado estás para afrontar la posible soledad y las dificultades de la vejez.

Cuando estoy en el escritorio de mi despacho, a menudo me pongo a recordar mientras tomo una taza de té. No es que mi mente se centre en recuerdos concretos como viajes que me han cambiado la vida, logros u honores; la mayor parte del tiempo me veo pensando en los momentos cotidianos que vive todo el mundo. Los buenos momentos que he vivido con mis hijos, las conversaciones agradables con mis pacientes o la sensación de paz que he tenido haciendo senderismo. Y todos esos recuerdos mundanos, incluso antes de darme cuenta, me dibujan una sonrisa en los labios, y el corazón se me llena con la calidez de una honda alegría y la fuerza para afrontar otro día con la cabeza bien alta.

Uno de mis recuerdos más felices hasta la fecha sigue siendo el año en que mi mujer estuvo en el extranjero durante un año sabático, como parte de un programa de intercambio para profesores, y yo pude pasar más tiempo con mis hijos. Por suerte tuvimos la ayuda de alguien que se encargaba de la casa, y una amiga de mi mujer accedió a llevar y recoger a mis hijos a la escuela para que yo pudiera compatibilizar mi trabajo en el hospital con el cuidado de mis hijos. Pero los fines de semana no sabía cómo tener a mis cuatro hijos, todos en primaria, entretenidos. En aquel momento, uno de los periódicos más importantes de Corea del Sur, el *Hankook Ilbo*, organizaba un evento semanal, «La carrera de la tortuga», y nos inscribimos. Acabé pasando todos los domingos de aquel año corriendo junto a mis niños.

La carrera comenzaba y terminaba en el Teatro Nacional de Corea, en Jangchung-dong, con el Pabellón Octagonal Namsan como punto intermedio. Y su nombre no engañaba: la carrera de la tortuga no animaba a los participantes a que corrieran para llegar primeros, sino que celebraba la belleza de trotar o de caminar al ritmo de cada uno. Así que en la familia optamos por dar un largo paseo juntos, por puro placer y diversión, al ritmo de los demás. Hasta hoy, creo que no he visto nada más hermoso en la vida que mis hijos aquellos domingos, relucientes de sudor bajo el sol de justicia, y armando alboroto por las escaleras del pabellón.

Tras una breve pausa en el pabellón, volvíamos al teatro para una rifa. Nos sentábamos en las escaleras y esperábamos a que anunciaran el último nombre. Nos pasamos un año entero esperando a que gritaran los nuestros, pero fue en vano. Sin embargo, las expectativas en sí eran una pequeña alegría que siempre celebrábamos. Tras otra rifa en la que no ganábamos nada, íbamos al restaurante de fideos fríos de trigo sarraceno al estilo de Hamhung en Ojang-dong, antes de volver a casa.

Aquellos momentos mundanos que pasé con mis hijos siguen siendo algunos de los recuerdos más felices de mi vida. Incluso hoy pienso en la carrera cuando paso por el pabellón, cuando me cruzo con padres jóvenes caminando de la mano con sus hijos o cuando veo a mis hijos jugando con mis nietos. Y en esos momentos pronuncio un deseo silencioso de que ellos también atesoren esos momentos y los que lleguen en años venideros. Al fin y al cabo, esos momentos cotidianos son los ingredientes principales de la receta para tener una vida feliz.

Ahora que he alcanzado esta etapa de mi vida, cuando me quedo de ver con mis amigos nos pasamos aproximadamente el 80% del tiempo hablando del pasado. Lo curioso es que mis amigos, como yo, también hablan de sus recuerdos más cotidianos, de la mundanidad de la vida diaria, con muchísimo cariño. Es asombroso. De joven me movía la búsqueda de la felicidad y la seguridad, que parecían lejanas, tentadoras, y, sin embargo, ahora que me acerco al crepúsculo de la vida, veo que he tenido la felicidad siempre cerca, que habría podido tocarla con las manos en cualquier momento. Pero ¿qué puedo hacer ahora? La felicidad en sí es un lujo del que solo disfrutas de vez en cuando a lo largo de tu repetitiva vida diaria. No digo que la felicidad mundana deba ser el objetivo de tu vida. La felicidad llega como el curso natural de los acontecimientos cuando vives tu vida al máximo.

Solo digo que debes estar alerta para encontrar esos momentos de felicidad ocultos en tu vida cotidiana. Mañana puede que te encuentres atorado en el tráfico, trabajando más horas de la cuenta, discutiendo con tu superior, cansado de cuidar a tus hijos o durmiéndote otra vez con el celular en la mano. La rutina diaria es inevitable, así que ¿por qué no le buscas el lado positivo y tratas de encontrar pequeñas alegrías en el día a día? A lo mejor observar a los otros pasajeros te parece muy divertido, o disfrutas más de la mañana compartiendo una taza de café con un colega, o conviertes en un juego el hecho de cocinar y de lavar los platos con tu hijo. Si no puedes evitar algo, al menos intenta que no te desanime. Esa es la clave para tener una actitud positiva en la vida y crear tantos recuerdos bonitos como sea posible.

Hay personas que hablan de mi supuesto «optimismo» e incluso me envidian por ello. Pero ¿quién dice que una persona puede ser puramente optimista o pesimista? Siempre hay dos caras en la perspectiva sobre la vida de las personas. Es posible que la gente interprete como optimismo la flexibilidad con que acepto las cosas de la vida. Pero mi supuesto optimismo solo tiene un secreto, querido lector: no es más que mi profunda convicción de buscar el lado positivo y encontrar alegría en todas las circunstancias inevitables.

Empiezo el día con la mentalidad de que voy a encontrar y almacenar otro recuerdo agradable al que pueda recurrir en el futuro, cuando quizá no pueda moverme solo. Esta mentalidad me permite descubrir muchísimas fuentes de felicidad al alcance de la mano.

Me alegra despertarme un día más, disfrutar de otra mañana más en mi vida. Me alegra poder ver una serie en la televisión, ya que mi oído y mi salud todavía me lo permiten. Me alegra poder hacer una tarea sencilla en la computadora, a pesar de mi ceguera parcial. Me alegra la idea de subirme a un taxi y dar una vuelta por el Skyway de Seúl.

Esos momentos pequeños y mundanos, pero muy preciados, se convertirán en el reluciente y magnífico telón de fondo de tu vida algún día. Puede que una jornada repleta de buenos recuerdos te dé un día la fuerza necesaria para seguir adelante. Por eso, querido lector, acuérdate de buscar buenos recuerdos cerca, ahora mismo. Podemos encontrar la felicidad en los rincones más inesperados de nuestra vida cotidiana.

CAPÍTULO 9

La vida es un libro que deberías leer hasta la última página

«No has dicho nada incorrecto, pero...».

Eso era lo que me decía mi suegro cuando yo era joven. Yo era un muchacho muy testarudo. Tenía unas ideas muy claras sobre el bien y el mal, lo correcto y lo incorrecto, lo que me gustaba y lo que no. Por eso me enojaba ante los errores y me esforzaba por corregirlos. Siempre daba mi opinión. Mi suegro nunca terminaba la frase, porque le preocupaba. Seguramente lo sabía. Yo era demasiado temperamental y demasiado joven para entender cómo funcionaba el mundo, aunque él hubiera tratado de decírmelo.

Llegué a aprender poco a poco, año tras año, lo que debía de querer decir con aquel comentario impreciso. No existen el bien y el mal absolutos en este mundo, donde el mal acecha en el bien y el bien emerge del mal. A veces, las buenas intenciones terminan provocando malos resultados, y lo que en un primer momento parece malo puede convertirse en una bendición. Toda moneda tiene dos caras, y no sabemos cómo termina la historia hasta que termina.

En mi vida he superado bastantes momentos oscuros. Pero ¿de verdad eran crisis? Al echar la vista atrás, me doy cuenta de que en todo momento de crisis encontré una puerta que se abría. O puede que mis intentos desesperados por seguir adelante me condujeran a nuevas oportunidades. Cuando pensaba que había llegado a un callejón sin salida, siempre encontraba una pequeña carretera secundaria que me llevaba a algo nuevo. No hay ningún callejón sin salida definitivo en la vida, salvo la muerte. Por eso no puedes hacerte una idea completa de una vida hasta que llega a su fin.

De joven era un aspirante a artista que amaba la poesía y el arte visual y, por supuesto, quería estudiar bellas artes. Pero tras haber tenido que cuidar a mis padres enfermos, decidí ser médico. Sin embargo, cuando entré a la Facultad de Medicina, descubrí que me costaba mucho llevar los estudios al día. No entendía la anatomía, la fisiología ni la patología, porque le exigían mucho a un letraherido como yo. Y toda la energía que había estado reprimiendo en casa con una madre sobreprotectora estalló en la universidad. Con mi frustración reprimida y mi espíritu rebelde descontrolados, me resultaba prácticamente imposible sentarme a estudiar. De modo que descargué toda esa energía creando un club de senderismo. Me pasaba días caminando por el monte Jiri, acabé en una forja para hacer unos crampones como los que había visto en un libro y una vez hasta me quedé aislado en una montaña nevada durante tres días. Pero ese desvío, el senderismo, se convirtió poco después en una de las pasiones de mi vida. Cuando pasaba por una mala época en la Facultad de Medicina, encontré a las compañeras espirituales de mi vida: las montañas.

Como ya compartí contigo en este libro, cuando trabajaba como médico residente, me arrestaron por haber participado en la Revolución de Abril y terminé en la cárcel. En ese momento fue como si el mundo se me cayera encima. ¿Por qué me castigaban por algo que había hecho en la universidad tantos años antes? Estaba recién casado y esperaba poder abrir un consultorio propio cuando me especializara, pero, de un día para otro, me cayó esa sentencia que me partió la vida en dos. Cuando me soltaron, estaba completamente perdido. Con mis antecedentes no podría estudiar en el extranjero y no me contrataría nadie. Tras muchas noches en vela, le escribí al director de un centro psiquiátrico nacional que la mayoría de los doctores coreanos evitaban, con la esperanza de que allí al menos hubiera alguna vacante. Por suerte, conseguí el trabajo.

Fue mi último recurso: la única puerta que se me abrió en aquel momento. Pero durante aquella etapa crecí como practicante de una forma que ni habría imaginado en otro sitio. Participé en muchos proyectos nacionales, entré en contacto con médicos respetados de todo el país y gané mucha experiencia de primera mano. Si hubiera trabajado en un hospital universitario, habría tenido un par de mentores y solo me habría cruzado con pacientes con un pequeño puñado de afecciones. Paradójicamente, al trabajar en una institución federal estigmatizada, se me ofreció la experiencia enriquecedora de conocer a una gran variedad de médicos y pacientes. Me atrevería a decir incluso que mis antecedentes fueron una bendición inesperada para mi carrera como profesional de la medicina.

Una vez asentado, creía que la vida ya se había hartado de fastidiarme. Pero un día, sin previo aviso, me convocaron para que sirviera en el Ejército. La historia es que cuando se reevaluó la Revolución de Abril, quedé limpio de antecedentes, como el resto de los manifestantes encarcelados. Sin embargo, ahora que tenía la posibilidad de perseguir mi sueño en la medicina, recibí una carta en la que se me notificaba que debía cumplir tres años de servicio militar obligatorio del que había estado exento por mis antecedentes. Cuando al fin pensaba en abrir mi clínica y tenía ya algo de experiencia, tuve que poner de nuevo mi vida en pausa durante tres años enteros.

Al final del servicio militar, volvía a estar en el punto de partida. No tenía ahorros para financiar mi clínica, pero tampoco quería volver a la clínica psiquiátrica. Me encontré con médicos más experimentados de mi campo y les pedí consejo. Por aquel entonces no había demasiados psiquiatras en Corea, así que pude reunirme con la mayoría de ellos. Cuando visité el Hospital Severance de la Universidad Yonsei para presentarme, el director me preguntó qué quería hacer durante el resto de mi carrera. Ese día confesé por primera vez que quería enseñar, pero como lo veía fuera de mi alcance, me estaba planteando abrir una clínica.

Siempre fui un niño estudioso. Si se me metía algo en la cabeza, tenía la tendencia de intentar llegar al fondo de la cuestión. Veía que sería un recurso más valioso y me sentiría más como en casa en el mundo académico, donde tendría el tiempo y el espacio para deliberar, en lugar de estar en una gran institución médica atestada de tareas variadas que exigían siempre una respuesta inmediata. Pero había perdido la oportunidad de seguir por ese camino cuando entré en la cárcel, de modo que creía que la docencia no aparecería ya en el libro de mi vida.

No obstante, y para mi sorpresa, unos días después de la visita, el director me ofreció un puesto docente de tiempo completo. Otra puerta inesperada. Me pasé los siguientes tres años enseñando e hincando los codos. El psiquiátrico nacional me había ofrecido experiencias de primera mano en aquel ámbito, y el Hospital Severance de la Universidad Yonsei me dio tiempo para redescubrir y desarrollar mi lado académico. Después de eso, encontré un puesto permanente en el Hospital Universitario Ewha, y pasé el resto de mi vida como médico docente.

Como ya sabrás a estas alturas, querido lector, mi vida no salió según lo previsto. Cuando intentaba hacer algo, me topaba con un obstáculo o algo me cortaba las alas. A veces me lamentaba y me preguntaba por qué diantres me pasaba todo eso justo a mí. Pero si no iba a tirar la toalla, necesitaba hacer algo, lo que fuera. Y siempre, sin excepción, al agarrarme a un clavo ardiendo, conseguí una nueva oportunidad. Una puerta nueva que conducía a un mundo totalmente distinto que ni se me había pasado por la cabeza.

Por eso nunca debes apresurarte al juzgar la vida. Después de todo, puede que este mundo no sea lo que parece. Lo que tú consideres un final, querido lector, puede que no sea ni mucho menos el final. Si aguantas un poco más, es muy probable que halles una salida. La vida es un libro que deberías leer hasta la última página. Nadie sabe lo que el mundo te tiene reservado.

Incluso con ochenta y siete años, creo que no entiendo demasiado de este mundo. El pueblo en que nací fue un campo de batalla. Temía que moriría en la guerra antes de llegar a adulto. En la universidad soñaba con la democracia, pero veía con pesimismo las atrocidades del Gobierno. Cuando llegué a la mediana edad, estaba harto de la visión materialista de la gente, pero no creía posible otro estilo de vida en mi país, centrado como estaba en el crecimiento económico y nada más. Pero mira Corea del Sur ahora: un país pujante y democrático donde todo el mundo tiene un teléfono inteligente en la mano, se comunica libremente con el resto del mundo, aspira a alcanzar un buen equilibrio entre el trabajo y la vida personal, y sueña con vivir siendo fiel a sí mismo. Hace ochenta y siete años, jamás me habría imaginado que el mundo acabaría siendo así.

Los taoístas dicen que una epifanía no es más que un peldaño que conduce al siguiente. Cuando crees que lo sabes todo, dejas de contemplar otras posibilidades que aún no se te habían pasado por la cabeza. Te encierras en tu diminuto mundo. Nunca des por sentado que lo sabes todo. Si sigues creyendo en las segundas oportunidades cuando todo parece haber terminado, encontrarás que, al final del camino, se abrirá una nueva puerta en alguna parte. Después de haber vivido ochenta y siete años, esa es la única verdad que sé a ciencia cierta sobre la vida y que puedo compartir contigo, querido lector, con la más absoluta seguridad.

Nota de la traductora del coreano al inglés

Cuando conocí a Rhee en persona, años antes de traducir este libro, él y mi madre llevaban un tiempo escribiéndose. Su correspondencia comenzó porque alguien de nuestra familia había tenido un historial de neurodivergencias y necesitaba ayuda constante por parte de las instituciones de salud mental. Rhee es uno de los pocos pioneros que mejoraron de una forma notable las condiciones del sistema de salud mental de Corea del Sur, y da la casualidad de que somos una de las muchas familias que están en deuda con sus esfuerzos a lo largo de las últimas décadas.

Incluso antes de que su trabajo como psiquiatra tocara las vidas de muchos pacientes neurodivergentes y de sus familias en Corea del Sur, él ya había participado en movimientos democráticos fundamentales y, como resultado, había sacrificado gran parte de su juventud en la cárcel, como activista. Sin embargo, durante los años que he podido conocerlo en persona, lo que me ha parecido más asombroso de él es que es una persona sencilla, honesta y con una personalidad profundamente genuina.

Como miembro de una generación coreana más joven, me ha costado conectar de verdad con las generaciones mayores. Pero la generación de Rhee me parece fascinante, porque han sobrevivido a lo inimaginable, desde la guerra hasta los movimientos activistas que definieron una época, pasando por las crisis económicas, políticas y culturales de mi tierra natal. Son, sin duda, la generación coreana más traumatizada al día de hoy, y seguramente la que menos ha compartido sus traumas.

El libro de Rhee ha sido el primero que me ha permitido conectar de verdad con una voz de su generación, que me ha ofrecido unas reflexiones atemporales en las que no faltaban conocimientos y maestría, experiencias vitales o empatía. No utiliza su voz para reñir duramente o consentir sin sentido a sus lectores, ni tampoco para glorificar ningún dogma. Mientras lo traducía, encontré consuelo en esa falta de celo excesivo. Algunos libros de autoayuda e inspiradores, sobre todo los que se publican en inglés, conminan al lector a destacar y lo animan como si de un entrenador personal se tratara, no solo para afrontar los obstáculos de la vida y los problemas personales, sino también para desahogarse y encontrar su verdadero camino en la vida. El libro de Rhee, por el contrario, lo expone todo tal como lo ve, siempre desde un punto de vista profundamente personal. Sí, es el punto de vista desde el que dice, con calma y sencillez, «lo que ha regido mi vida han sido las fuerzas de grandes casualidades y muchos encuentros fortuitos». E imagino que ese punto de vista, ese lugar, está al alcance de alguien como él al final de su vida, después de haber vivido tanto y haber luchado por causas tan importantes.

Su voz es un bálsamo, y eso es algo que no esperaba viniendo de alguien que ha presenciado lo peor de este país, desde un punto de vista personal e histórico. A pesar de todo lo que ha sufrido, Rhee sigue encontrando motivos para dar las gracias por esta vida y se despierta todos los días con entusiasmo. No llegó a ser un autor *bestseller* hasta después de jubilarse con setenta años, y ahora que se acerca a los noventa se cumple otro de sus eternos sueños: su debut en inglés como escritor. Y creo que este viaje inspirará tanto a los lectores en inglés como a mí.

Como el texto original coreano estaba escrito de una forma muy espontánea, en parte debido a la naturaleza contextual del idioma original y a la familiaridad de los lectores coreanos con un ritmo más fluido, Rhee y yo hemos trabajado para darle a la edición en inglés una estructura más accesible. Este libro es el resultado de muchas horas de reflexión y debate, de cambiar el título a los capítulos y reagruparlos para que el libro fluyera y cada sección fuera más coherente. No habría sido posible sin la generosidad de Rhee, que nos permitió una libertad creativa casi absoluta en la traducción, y sin las maravillosas ideas de nuestra editora en Rider, Suzanne. También querría darle las gracias al magnífico equipo improvisado de Corea del Sur, el ayudante de Rhee y su esposa, Lee, por responder ambos a incontables correos electrónicos para que no se perdiera nada a pesar de los problemas visuales de Rhee; y al nieto de Rhee, por ofrecerse a leer una segunda vez el manuscrito en nombre de Rhee cuando terminamos el primer borrador de la edición en inglés.

No exagero cuando digo que ha sido un gran honor personal y profesional formar parte de este viaje como su traductora. Muchas de las personas de mi generación siguen debiéndoles la vida a personas como Rhee, que combatieron para que su hogar fuera un país libre, democrático y más justo, y con conciencia social. Pero yo suelo olvidarme de estas cosas, precisamente gracias a los que se esforzaron por darnos esta paz relativa. En palabras del propio Rhee, en esta comunidad global interconectada del hoy, nos influimos mutuamente hasta cotas inimaginables. Tengo la esperanza de que, con este libro, haya puesto mi granito de arena para que te llegue su voz, querido lector, y que nuestros mundos se conecten.

De este libro me quedo con...

Si vives hasta los 100 años, más te vale ser feliz ha sido posible
gracias al trabajo de su autor, Rhee Kun Hoo, así como de la traductora
del coreano al inglés Suphil Lee Park, del traductor del inglés
al castellano Víctor Ruiz Aldana, el diseñador José Ruiz-Zarco,
el equipo de Realización Planeta, la directora editorial Marcela Serras,
la editora ejecutiva Rocío Carmona, la editora Ana Marhuenda,
y el equipo comercial, de comunicación y marketing de Diana.

En Diana hacemos libros que fomentan
el autoconocimiento e inspiran a los lectores
en su propósito de vida. Si esta lectura te ha gustado,
te invitamos a que la recomiendes y que así, entre
todos, contribuyamos a seguir expandiendo
la conciencia.